川島隆太（東北大学教授）監修

学研脳トレ

川島隆太教授の らくらく 脳体操 ひらめきパズル

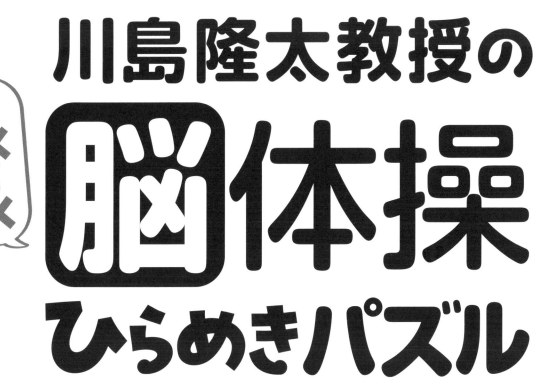

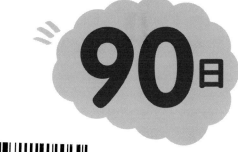

90日

JN050229

もくじ

Gakken

本書「脳体操」で脳活性が実証されました

脳の前頭前野の機能低下を防ぎましょう

年齢を重ねていくうちに物忘れが多くなり、記憶力や注意力、判断力の衰えが始まります。

このような衰えの原因は、脳の前頭葉にある前頭前野の機能が低下したことによるものです。脳が行う情報処理、行動・感情の制御はこの前頭前野が担っており、社会生活を送る上で非常に重要な場所です。

そこで、脳の機能を守るためには、前頭前野の働きを活発にすることが必要となってきます。

脳の活性化を調べる実験をしました

脳の前頭前野を活発にする作業は何なのか、多数の実験を東北大学と学研の共同研究によって行いました。そのときの様子が右の写真です。

足し算や掛け算などの様々な単純計算、音読、なぞり書きの書写、イラスト間違い探し、文字のパズル、また写経やオセロ、積み木など幅広い作業を光トポグラフィという装置を使い、作業ごとに脳の血流の変化を調べていきました。

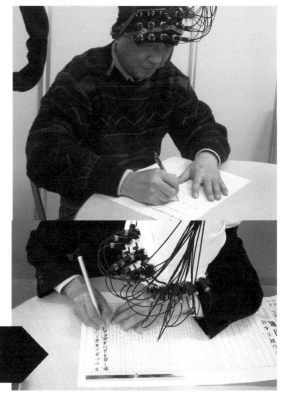

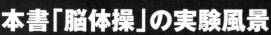
本書「脳体操」の実験風景

脳の血流変化を調べた実験画像

▼ 実験前 (安静時)

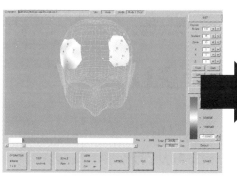

▼ 脳体操の実験

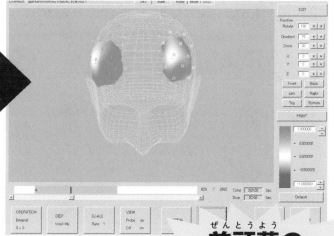

前頭葉の
血流が増えて
活性化!

脳体操で
前頭葉の働きがアップします!

　実験の結果、本書の文字・数字・イラストのパズルや読み書き計算に取り組むと、上の画像のとおり前頭葉の血流が増え、脳が非常に活性化していることが判明しました。

　本書の問題は記憶力や認知力、情報処理力、注意力をきたえ、前頭葉の働きを活発に高める効果があります。脳科学により本書「脳体操」の脳の活性化が実証されたのです。

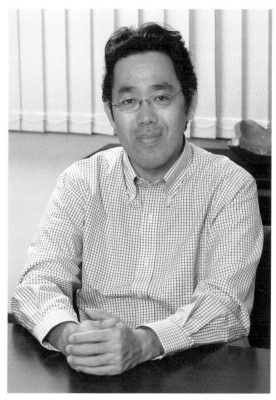

監修 川島隆太（東北大学教授）

脳の前頭前野を
きたえる習慣が大切

脳の機能低下は前頭前野の衰えが原因です

「知っている人の名前が出てこない」「台所にきたのに、何をしにきたのかわからない」そんな経験をしたことはありませんか。

脳の機能は、実は20歳から低下しはじめることがわかっており、歳をとり、もの忘れが多くなるのは、自然なことです。ただし、脳の衰えに対して何もしなければ、前頭前野の機能は下がっていくばかり。

やがて、社会生活を送ることが困難になっていきます。

人間らしい生活に重要な「前頭前野」の働き

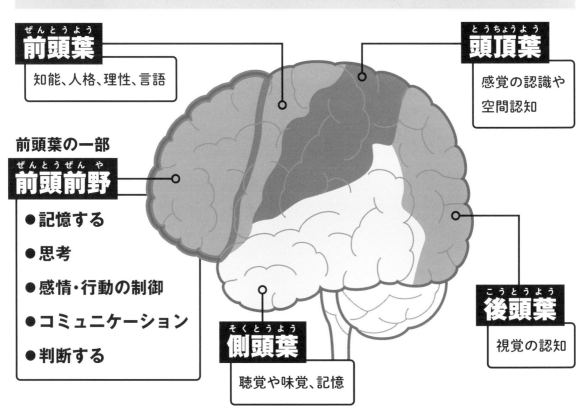

前頭葉
知能、人格、理性、言語

頭頂葉
感覚の認識や空間認知

前頭葉の一部
前頭前野
- 記憶する
- 思考
- 感情・行動の制御
- コミュニケーション
- 判断する

側頭葉
聴覚や味覚、記憶

後頭葉
視覚の認知

何歳でも脳体操で認知機能が向上！

脳を正しくきたえ脳機能の低下を防ぐ

歳をとれば体の働きが低下するのと同じように、脳の働きも低下していきます。しかし、何もしないで歳をとるのは賢くありません。脳の健康を保つための習慣を身につければ、歳をとってもいきいきと暮らすことができるのです。

私たちの研究では、どの年代であっても、脳をきたえると脳の認知機能が向上することが証明されています。

体の健康のために体を動かすのと同様に、前頭前野を正しくきたえることで、機能の低下を防ぎ、活発に働くように保つことができるのです。特に有効な作業が、実際に手を使って文字や数字を書くこと。

そうです、わかりやすくいえば、「読み書き計算」です。

本書に直接書き込み、脳をきたえましょう

では、テレビを見たり、スマホを使ったりするときの脳は働いているでしょうか？

実は、このときの脳の前頭前野はほとんど使われていません。

パソコンやスマホで文字を入力する際には、画面に出てくる漢字の候補を選択するだけですから、漢字を書く手間も思い出す手間もいらないため、脳を働かせていないわけです。

鉛筆を手に持ち、頭を働かせながら誌面に文字や数字を直接書き込み、脳をきたえましょう。

毎日たった10〜15分でいいのです。脳の健康を守ることを習慣づけましょう。

1 同じ組み合わせはどれ？

● 見本と同じ組み合わせのおかずが描かれている絵を探して、□に番号を書きましょう。

見本

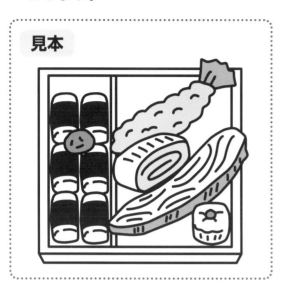

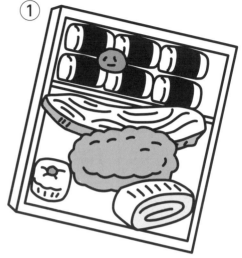

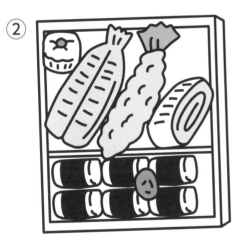
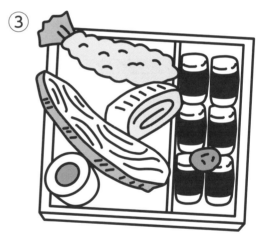

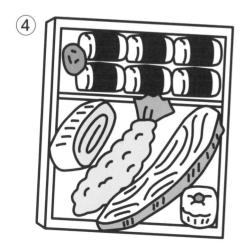
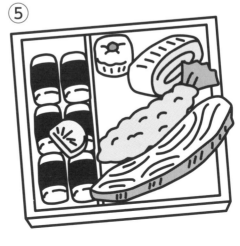

答え

答え ▶ P.96

2 読み3文字スケルトン

● すでに入っている文字をヒントにして、リストの漢字の読み（3文字）をマスにひらがなで書きましょう。

★小さい「っ」と大きい「つ」などのように両方で使う場合があります。

た	■	い			■	た	■	■
	■		み	き	■			じ
か		ぽ	■	い		き	■	
■	う	■	■		■		■	
し		い		つ		き	■	■
	■	■	■	■	■		し	っ
や		い		た		よ	■	
■	■			ま		■		ひ
	う	や	■		し		ぽ	■

リスト（読みが3文字の言葉）

育児	医者	一揆	一歩	闊歩	起居	気質	荒野
司会	敷居	使者	姉妹	自慢	進歩	大気	大使
貸与	単価	通過	月日	月夜	積木	強気	屋台

答え ▶ P.96

3 計算あみだくじ

●一番上の数字からスタートして、計算をしながらあみだくじをたどりましょう。
計算結果を下の□に書きましょう。

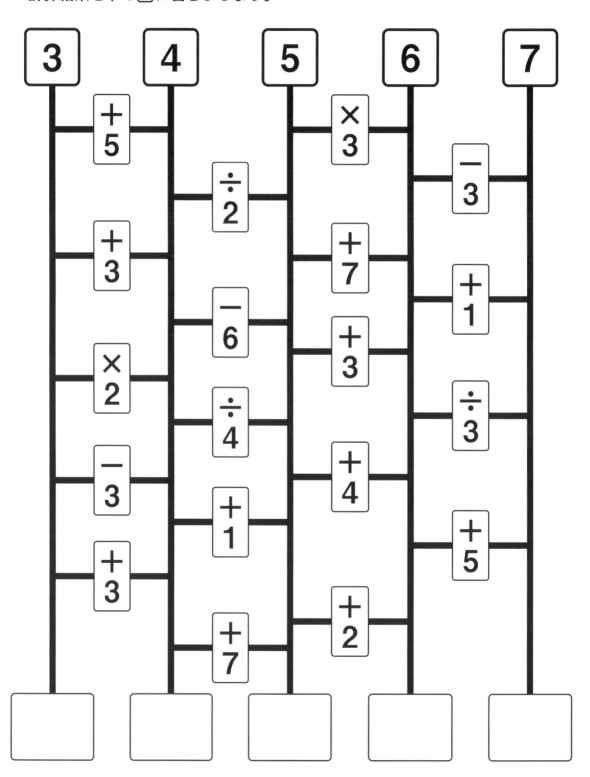

答え ▶ P.96

4 二字熟語パズル

● 二字熟語が 3 つに分かれています。元の二字熟語を答えましょう。

①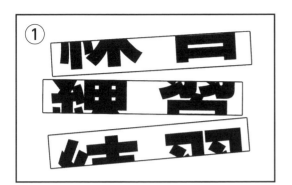

②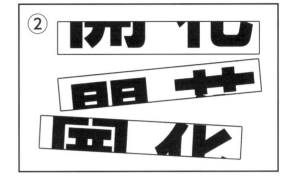

③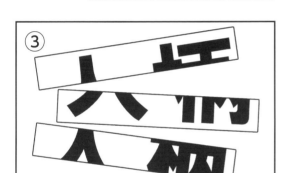

④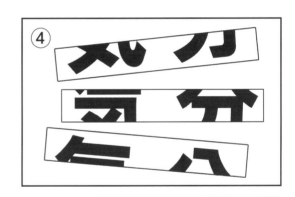

⑤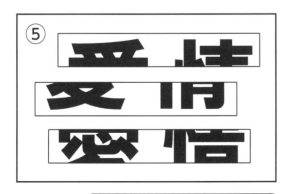

⑥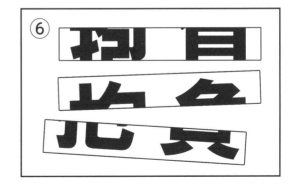

答え ▶ P.97

時間　　分　　秒

正答数 /6

5 絵あわせパズル

● 6つの絵が左右2つに分かれています。完成する絵のペアを答えましょう。

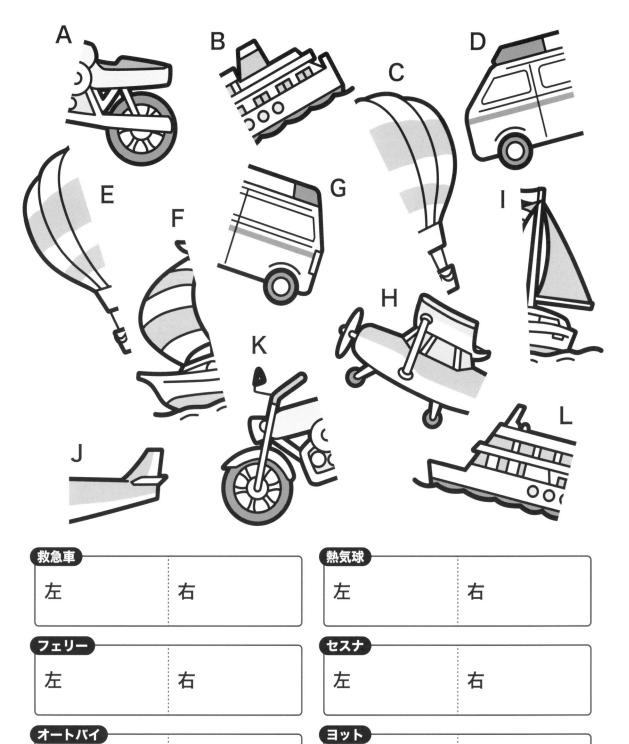

救急車	
左	右

熱気球	
左	右

フェリー	
左	右

セスナ	
左	右

オートバイ	
左	右

ヨット	
左	右

答え ▶ P.97

6 頭文字が同じ漢字

● 頭の漢字が同じ三字熟語が3つできるように、リストの漢字を□に書きましょう。

①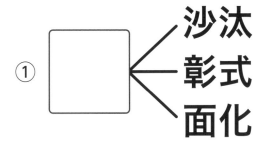

沙汰
彰式
面化

②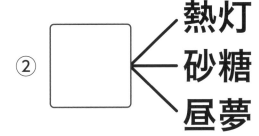

熱灯
砂糖
昼夢

③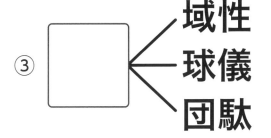

域性
球儀
団駄

④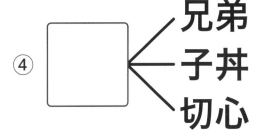

兄弟
子丼
切心

⑤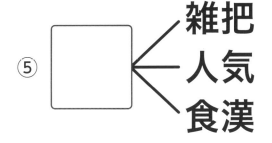

雑把
人気
食漢

⑥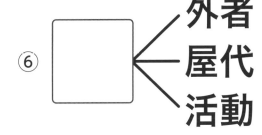

外者
屋代
活動

⑦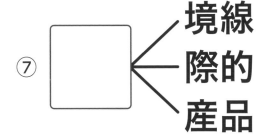

境線
際的
産品

⑧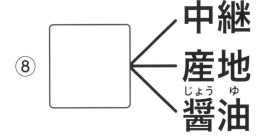

中継
産地
醤油

リスト

国　親　生　大　地　白　表　部

答え ▶ P.97

月　　日　　時間　　分　　秒　　正答数 /22

2つの数の計算

●次の式を計算しましょう。

① $2 + 5 =$

② $15 - 4 =$

③ $40 \times 2 =$

④ $14 \div 7 =$

⑤ $3 \times 7 =$

⑥ $55 \div 5 =$

⑦ $1 \times 9 =$

⑧ $35 + 3 =$

⑨ $24 \div 6 =$

⑩ $19 - 5 =$

⑪ $5 + 9 =$

⑫ $50 - 12 =$

⑬ $8 \times 6 =$

⑭ $40 \div 2 =$

⑮ $5 \times 3 =$

⑯ $28 + 4 =$

⑰ $33 + 7 =$

⑱ $8 - 2 =$

⑲ $10 \times 9 =$

⑳ $21 \div 3 =$

㉑ $24 - 6 =$

㉒ $48 + 4 =$

答え ▶ P.97

時間　分　秒

正答数
/28

8 四字熟語パズル

● リストの漢字を□に書いて、四字熟語を完成させましょう。

① 客□□来

② 想□□外

③ 口□□番

④ 間□□定

⑤ 往□□往

⑥ 戦□□闘

⑦ 常□□飯

⑧ 我□□中

⑨ 光□□火

⑩ 小□□大

⑪ 代□□代

⑫ 捨□□入

⑬ 静□□着

⑭ 実□□健

リスト

悪　一　右　開　奇　期　苦　限　五　交
剛　左　茶　四　質　針　世　石　千　沈
天　電　日　万　棒　無　夢　冷

9 昭和イラスト間違い探し

● 下の絵には8か所、上と異なる部分があります。それを探して〇で囲みましょう。

正 〈駄菓子屋〉「ベビースターラーメン」や「オレンジマーブルガム」「チョコバット」や当たり付きの菓子などが人気を博した。

間違い **8か所**

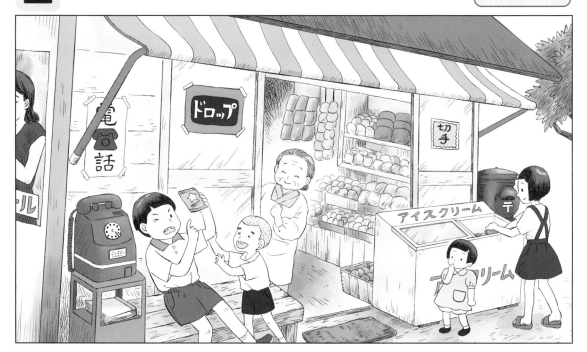

誤

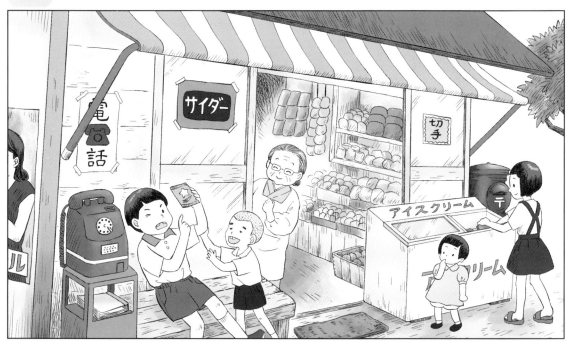

10 音読みと訓読み

●──部の読みをひらがなで書きましょう。

① 今夜は満月だ。

② 潮の満ち引きを調べる。

③ 湧き出る温泉の湯。

④ 冷えた体を温める。

⑤ 子どもの誕生を祝う。

⑥ 生みたての卵を食べる。

⑦ 原点に帰る。

⑧ 大海原へ出航する。

⑨ 望遠鏡で観察する。

⑩ 大きな望みをもつ。

⑪ 家族を出迎える。

⑫ 家路を急ぐ人々。

11 トランプループ計算

●トランプの数字を順に計算して、ゴールまで進みましょう。

A＝1、J＝11、Q＝12、K＝13です。

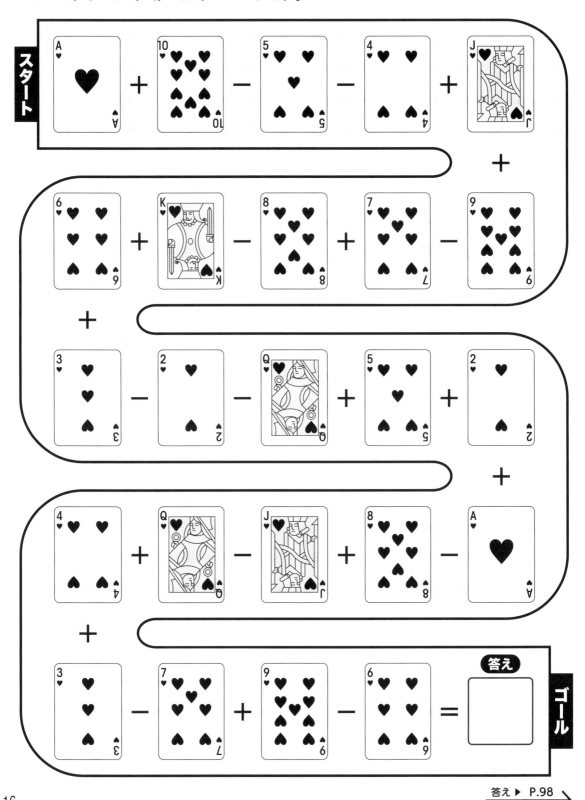

答え ▶ P.98

三字熟語＆四字熟語

● タテに三字熟語、ヨコに四字熟語ができるようにリストから漢字を選んで、□に書きましょう。

【左上のマス】

	生		命
級			
品		方	
		方	
	形		形

【右上のマス】

古		東	
			洋
	方		人
頭			
身		測	

【左下のマス】

	末		倒
拠			
地		地	
		火	
	文		器

【右下のマス】

天		爛(らん)	
			才
	面		師
作			
用		周	

リスト

意	一	教	懸	行	今	産	消	縄	真
正	西	体	定	転	土	到	反	美	本
漫	無	八	有						

答え ▶ P.98

13 ピースを探そう

● 絵のぬけているピースを探して、□に番号を書きましょう。

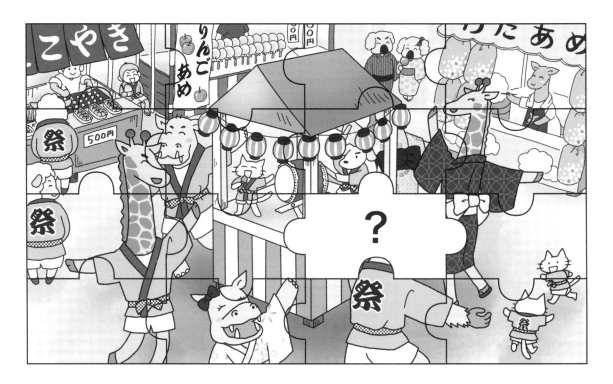

①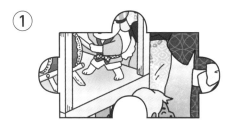

②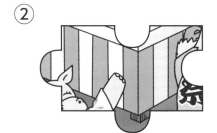

③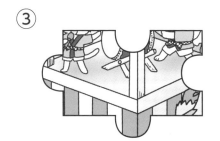

④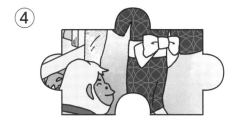

⑤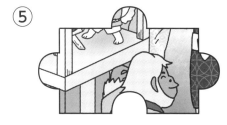

⑥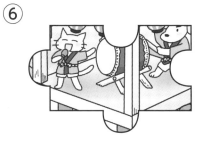

答え
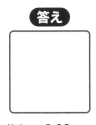

18

答え ▶ P.98

14 同音異義語

● 2つの熟語は違う漢字を使った同じ読みの熟語です。リストの漢字を選んで
　□に書きましょう。リストの字は一度だけ使います。

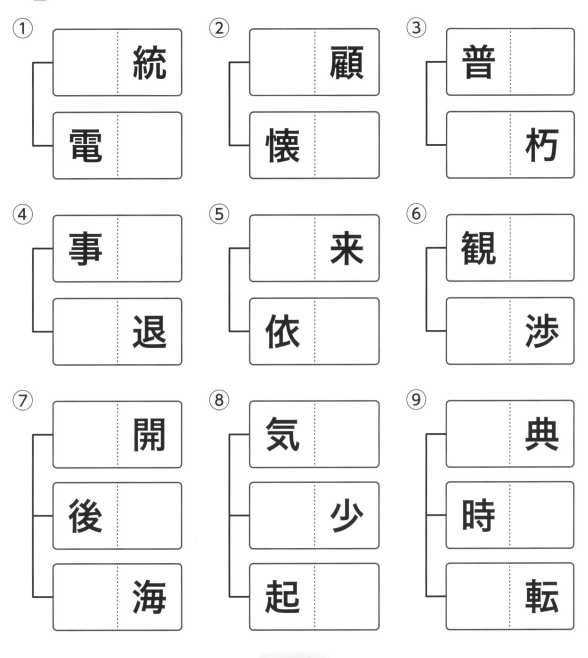

① 統□
　電□

② 顧□
　懐□

③ 普□
　□朽

④ 事□
　□退

⑤ 来□
　依□

⑥ 観□
　□渉

⑦ 開□
　後□
　□海

⑧ 気□
　□少
　□起

⑨ □典
　時□
　□転

リスト

以　回　悔　干　希　及　古　公　黄　字　自
辞　床　賞　性　態　点　伝　灯　不　頼

答え ▶ P.99

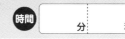
倍数を探そう

● 4の倍数、5の倍数、7の倍数が <u>2つずつ</u> あります。見つけて答えましょう。

39　16　85　22

83　94　66　77

89　47

79　21　30　74

34　58

64　31　26　54

4の倍数	

5の倍数	

7の倍数	

20

答え▶ P.99

慣用句読み書き

●——部の読みをひらがなで書きましょう。

① 怒り心頭に発する。　〔　　　　　　　　　〕

② 目星を付ける。　〔　　　　　　　　　〕

③ 手塩に掛ける。　〔　　　　　　　　　〕

④ 幕を切って落とす。　〔　　　　　　　　　〕

⑤ 堪忍袋の緒が切れる。　〔　　　　　　　　　〕

⑥ 目から鱗が落ちる。　〔　　　　　　　　　〕

●□に漢字を書きましょう。

① [ひ] を見るよりも [あき] らか。

② [せ] に [はら] はかえられない。

③ 良きにつけ [あ] しきにつけ。

④ [ぼん] と [しょう][がつ] が一緒に来たよう。

⑤ [め] に入れても [いた] くない。

月　　日

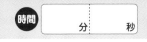

点つなぎ

● 数字の1〜75までを順番に線で結びましょう。

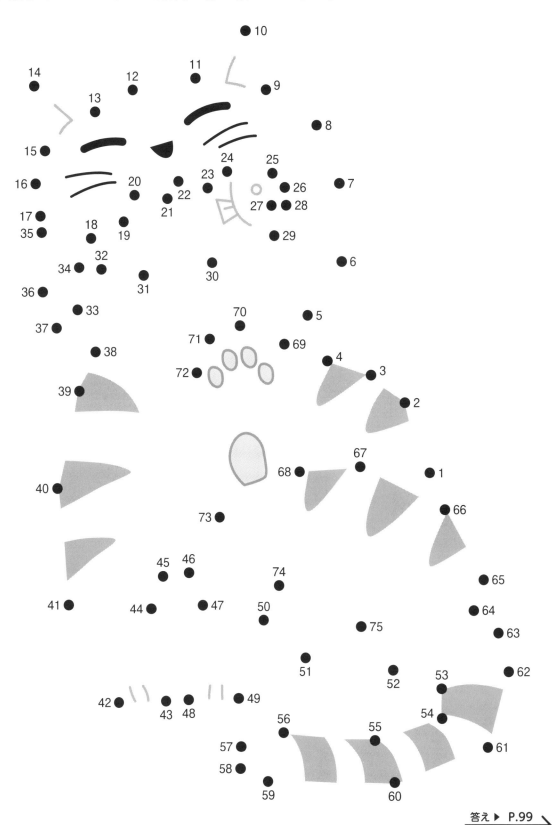

答え ▶ P.99

漢字スケルトン

●すでに入っている字とマスの数をヒントにリストの言葉をマスに入れましょう。
重なったマスは同じ字になります。

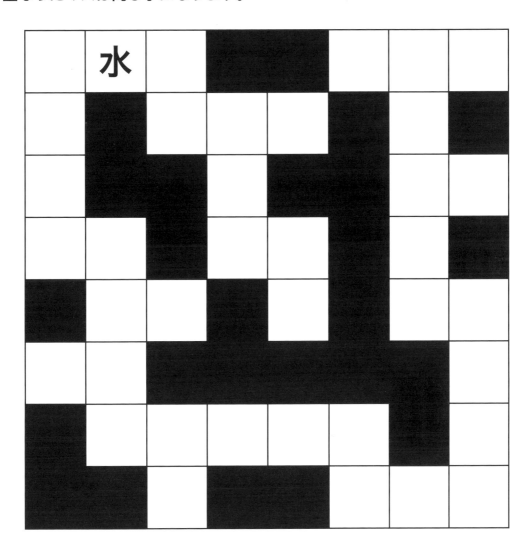

リスト

2文字　継投　行動　国有　茶道　事実　省庁　庁舎
本文　行先　浴室

3文字　海水浴　外務省　室外機　三日月　有意義

4文字　海外旅行　実力主義　先行投資

5文字　資本主義国　日常茶飯事

答え ▶ P.100

● 数字のカードを□に入れて、式を完成させましょう。

① □□ ＋ 6 ＝ 3 □

② 9 □ － 1 ＝ □ 0

①と②のカード
1　3　9
8　2

③ 4 □ － □ ＝ 4 2

④ □□ ＋ 6 ＝ □ 4

③と④のカード
9　5　8
6　7

⑤ □ 5 ＋ □ ＝ 2 8

⑥ 7 □ － 4 ＝ □□

⑤と⑥のカード
2　7　8
4　3

⑦ 6 □ ＋ 2 ＝ □□

⑧ 2 □ － 8 ＝ □ 5

⑦と⑧のカード
6　3　1
5　7

答え ▶ P.100

20 月 日 時間 分 秒 正答数 ／6

漢字絵間違い探し

「熱気球」の文字絵です。この中にリストにない漢字が６つまざっています。それを探して○で囲みましょう。

リスト　気　球　山　森

間違い　6か所

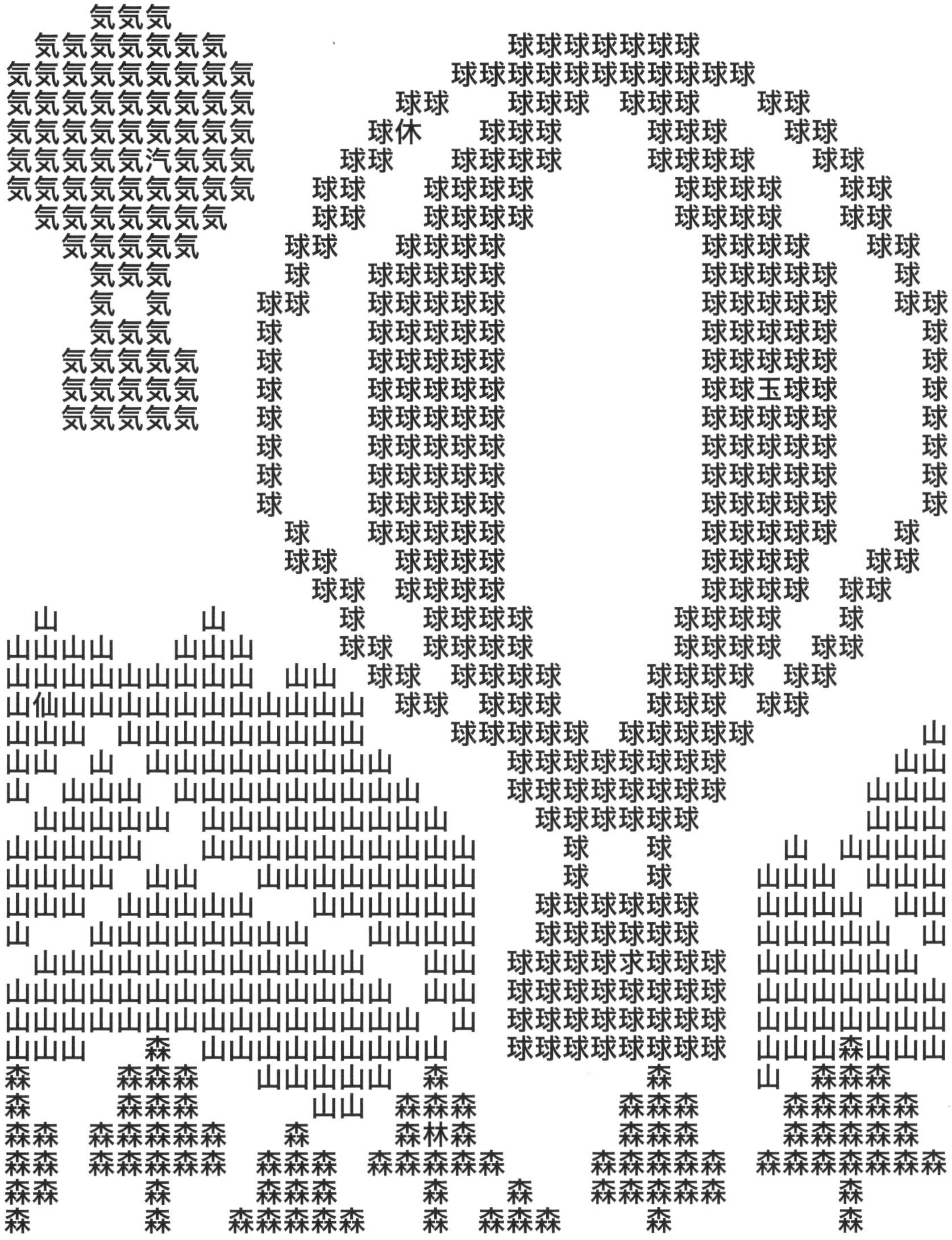

答え ▶ P.101

21 二字熟語パズル

● 二字熟語が3つに分かれています。元の二字熟語を答えましょう。

①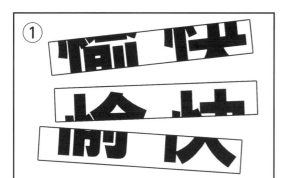

②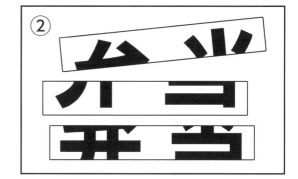

③

④

⑤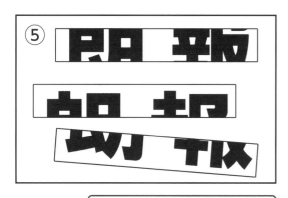

⑥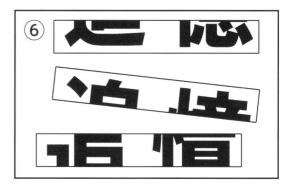

イラストジグソー

● 見本の絵が完成するのに、使わないピースをA〜Iの中から選んでください。

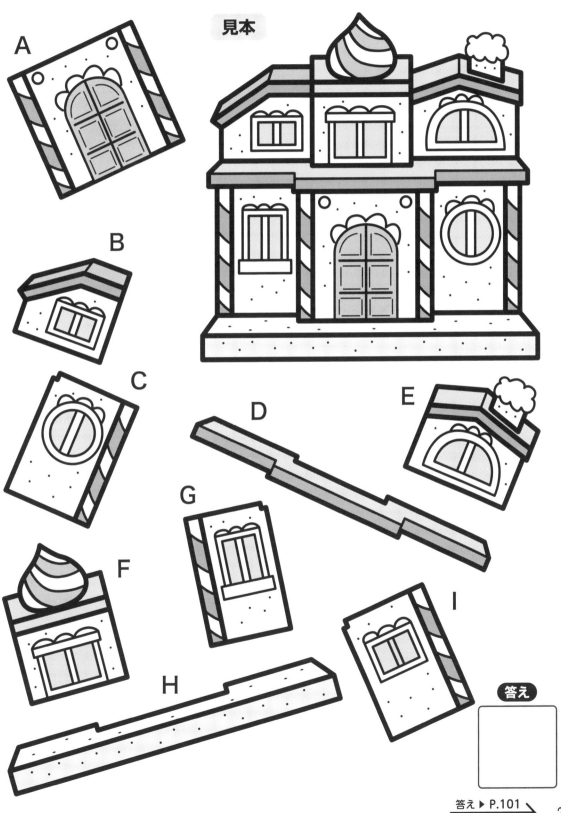

見本

A B C D E F G H I

23 計算あみだくじ

●一番上の数字からスタートして、計算をしながらあみだくじをたどりましょう。
計算結果を下の□に書きましょう。

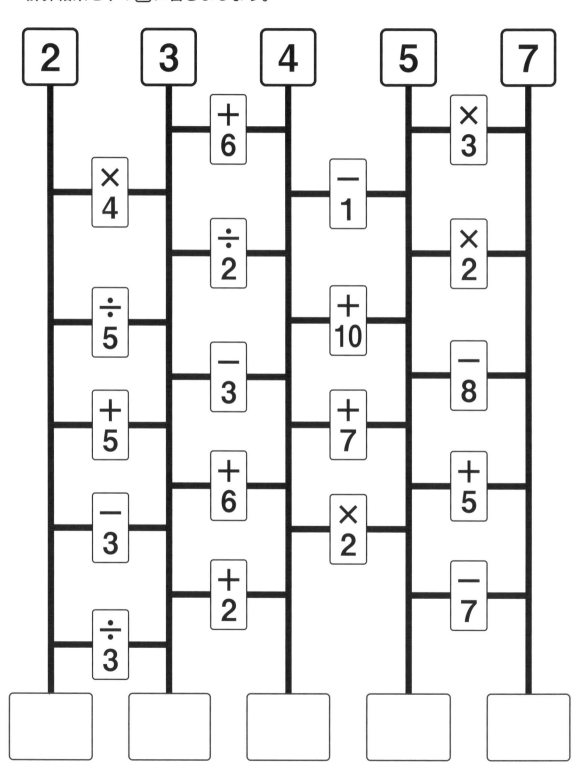

答え ▶ P.102

24 台所・調理の漢字

● ——部の読みをひらがなで書きましょう。

① 包丁を砥石で研ぐ。

② 蒸し器で肉まんをつくる。

③ 計量スプーンで量る。

④ 三角巾を頭に巻く。

⑤ 行平鍋で親子丼をつくる。

⑥ 泡だて器を使う。

⑦ 食器洗浄機で食器を洗う。

⑧ 最新の炊飯器を買った。

⑨ すり鉢で白和えをつくる。

⑩ 大根を短冊切りにする。

⑪ ナスの漬物をいただく。

⑫ 本場の山菜そばを食べる。

答え ▶ P.102

25 数かぞえ

● それぞれの絵の数を数えましょう。

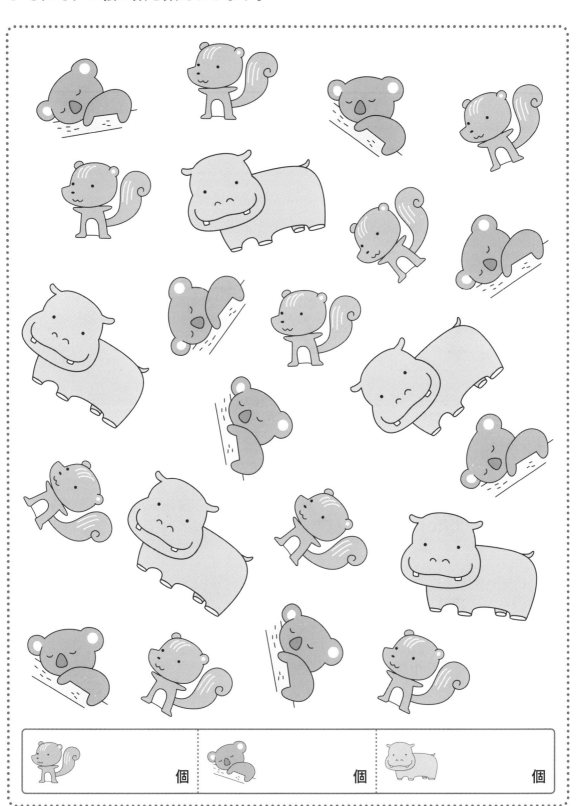

| 個 | 個 | 個 |

答え ▶ P.102

四字熟語パズル

●リストの漢字を☐に書いて、四字熟語を完成させましょう。

① ☐ 化 ☐ 産

② ☐ 若 ☐ 女

③ ☐ 転 ☐ 起

④ ☐ 乗 ☐ 果

⑤ ☐ 攻 ☐ 落

⑥ ☐ 穏 ☐ 事

⑦ ☐ 意 ☐ 夫

⑧ ☐ 手 ☐ 采^{さい}

⑨ ☐ 西 ☐ 北

⑩ ☐ 安 ☐ 日

⑪ ☐ 意 ☐ 面

⑫ ☐ 利 ☐ 売

⑬ ☐ 誉 ☐ 回

⑭ ☐ 人 ☐ 脚

リスト

遺　喝　吉　工　効　三　七　相　創　多
大　男　東　得　南　難　二　拍　薄　八
挽_{ばん}　不　文　平　満　無　名　老

昭和イラスト間違い探し

● 下の絵には7か所、上と異なる部分があります。それを探して○で囲みましょう。

正 〈ロカビリー〉1950年代後半にアメリカから日本に広まった ロックロールを主体とした音楽。小坂一也や平尾昌晃、ミッ キー・カーチスなどに多くの若者が魅了された。

間違い **7か所**

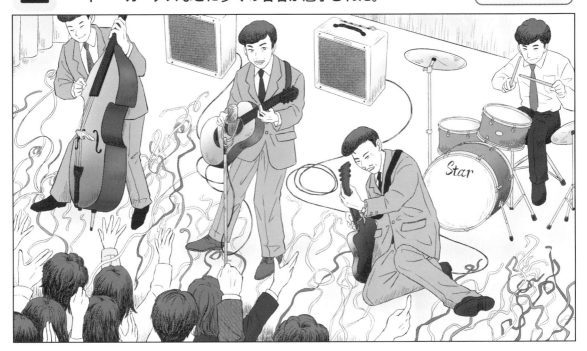

誤

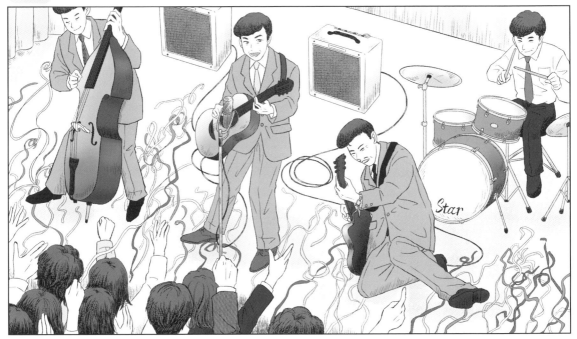

答え ▶ P.103

たし算迷路

●通った数字の合計がゴールの数字になるように、スタートから線を引いてゴールに進みましょう。ただし、同じ所は1回しか通ることができません。

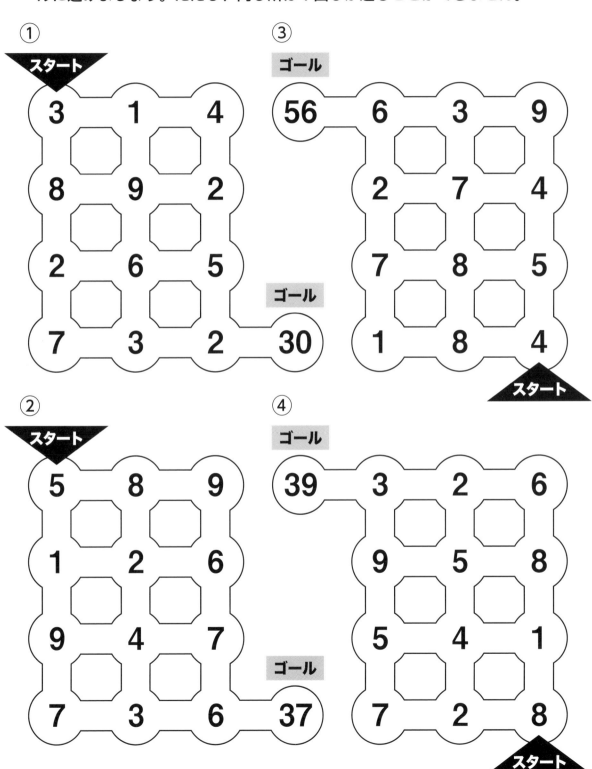

答え ▶ P.103

29 頭文字が同じ漢字

●頭の漢字が同じ三字熟語が3つできるように、リストの漢字を□に書きましょう。

①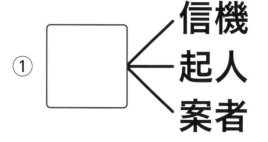

信機
起人
案者

②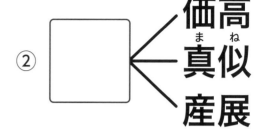

価高
真似（まね）
産展

③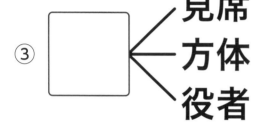

見席
方体
役者

④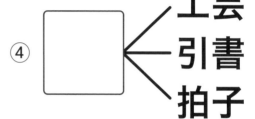

工芸
引書
拍子

⑤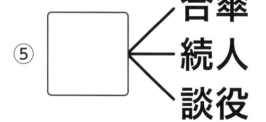

合傘
続人
談役

⑥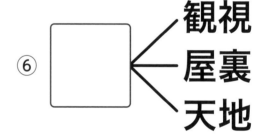

観視
屋裏
天地

⑦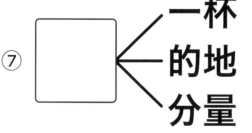

一杯
的地
分量

⑧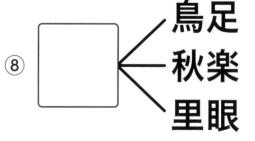

鳥足
秋楽
里眼

リスト

手　相　千　発　物　目　楽　立

34

月　　日　　時間　　分　　秒　　正答数 ／2

たりない数字 ▶ 1～25

● <u>1～25までの</u>数字のうち、<u>2つの数字がありません</u>。たりない2つの数字をすばやく探しましょう。

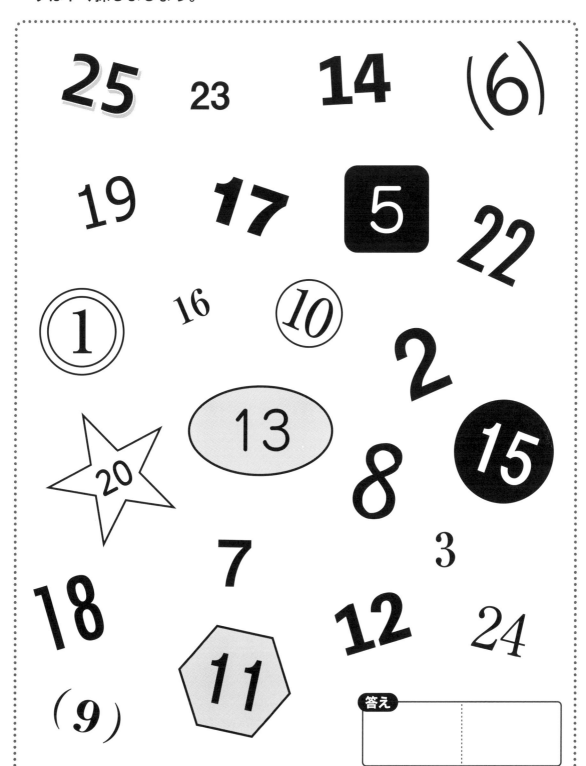

答え

答え ▶ P.104

読み3文字スケルトン

●すでに入っている文字をヒントにして、リストの漢字の読み（3文字）をマスにひらがなで書きましょう。

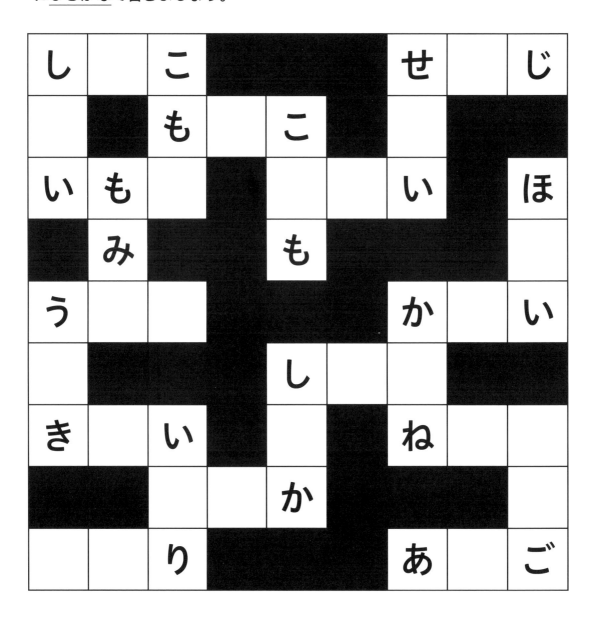

リスト（読みが3文字の言葉）

稲荷	鋳物	氏子	内気	垣根	家庭	期待	子供
小物	穴子	刺激	芝居	車庫	進化	誠意	政治
代理	団子	土台	南下	値札	布袋	紅葉	門戸

答え ▶ P.104

月　　日

時間　　分　　秒

正答数　／6

絵あわせパズル

● 6つの絵が左右2つに分かれています。完成する絵のペアを答えましょう。

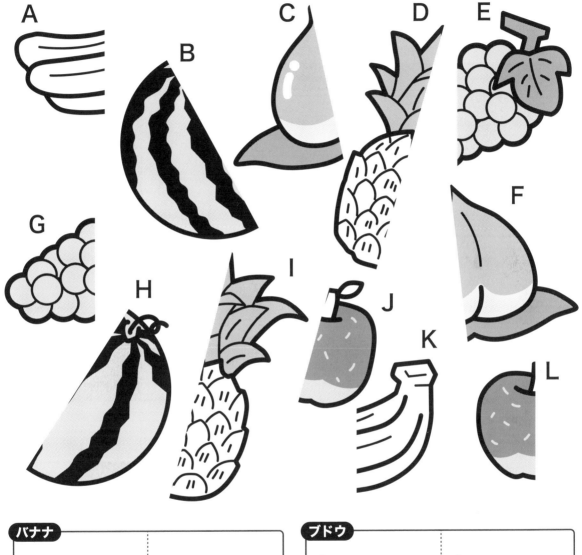

バナナ	
左	右

ブドウ	
左	右

モ　モ	
左	右

スイカ	
左	右

リンゴ	
左	右

パイナップル	
左	右

答え ▶ P.104

33 2つの数の計算

● 次の式を計算しましょう。

① $28 \div 2 =$

② $7 - 1 =$

③ $6 + 7 =$

④ $18 - 7 =$

⑤ $9 + 6 =$

⑥ $4 \times 10 =$

⑦ $27 \div 9 =$

⑧ $18 - 4 =$

⑨ $29 + 2 =$

⑩ $11 \times 1 =$

⑪ $23 - 3 =$

⑫ $27 + 3 =$

⑬ $40 - 1 =$

⑭ $13 \times 3 =$

⑮ $25 \div 5 =$

⑯ $16 + 3 =$

⑰ $36 \div 4 =$

⑱ $6 \times 7 =$

⑲ $60 \div 10 =$

⑳ $3 + 8 =$

㉑ $14 - 5 =$

㉒ $15 \times 2 =$

答え ▶ P.105

34 同音異義語

● 2つの熟語は違う漢字を使った同じ読みの熟語です。リストの漢字を選んで
　□に書きましょう。リストの字は一度だけ使います。

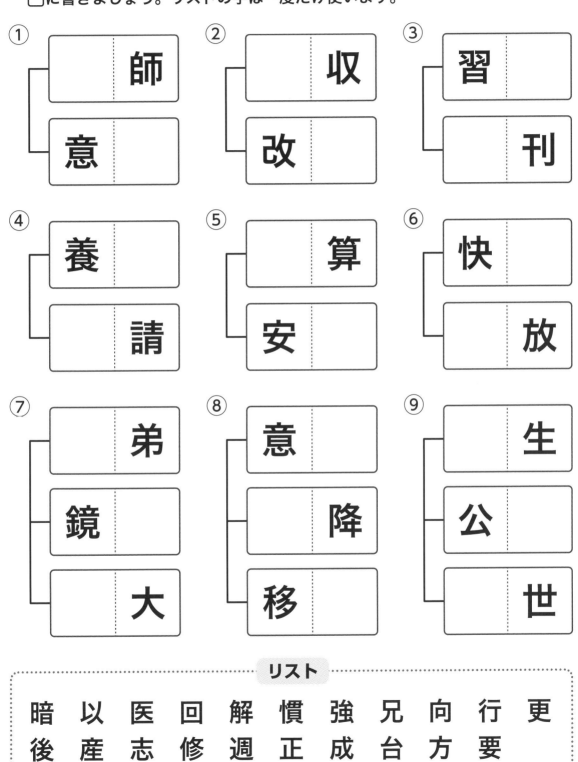

① 師
　意

② 収
　改

③ 習
　　刊

④ 養
　　請

⑤ 　算
　安

⑥ 快
　　放

⑦ 弟
　鏡
　　大

⑧ 意
　　降
　移

⑨ 　生
　公
　　世

リスト

暗　以　医　回　解　慣　強　兄　向　行　更
後　産　志　修　週　正　成　台　方　要

答え ▶ P.105

時間　　分　　秒

正答数　／7

35 漢字絵間違い探し

●「正月の遊び」の文字絵です。この中に「遊」の字と違う漢字が7つまざっています。それを探して○で囲みましょう。

間違い　**7か所**

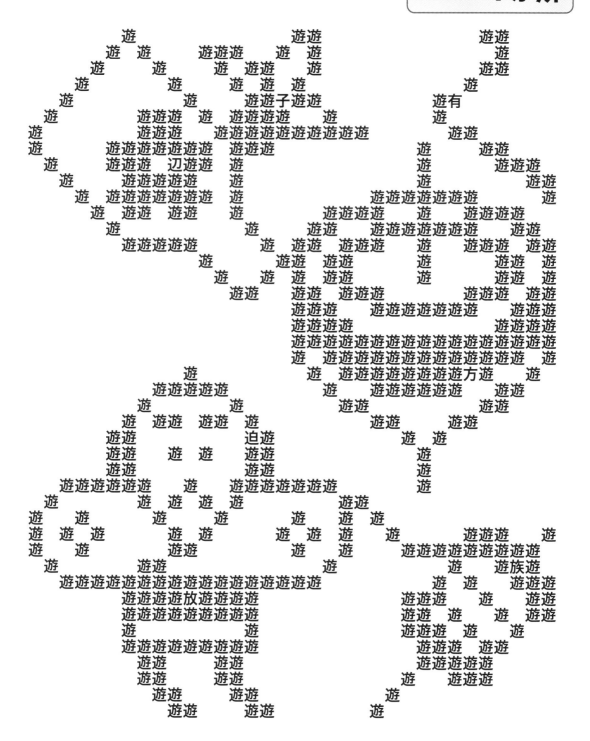

答え ▶ P.105

36 トランプループ計算

● トランプの数字を順に計算して、ゴールまで進みましょう。
A＝1、J＝11、Q＝12、K＝13です。

スタート

3 ＋ A ＋ 9 － 5 ＋ 6
＋
Q ＋ 6 － 4 ＋ 2 － 10
＋
A － 7 ＋ J － 2 － K
＋
10 ＋ 3 ＋ K － 4 － 8
＋
5 － A ＋ Q － 7 ＝ 答え

ゴール

37 二字熟語パズル

●二字熟語が3つに分かれています。元の二字熟語を答えましょう。

①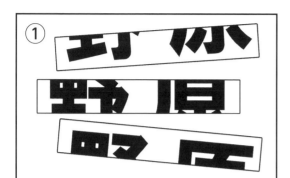

②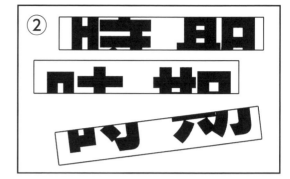

③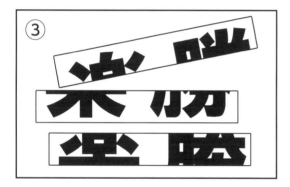

④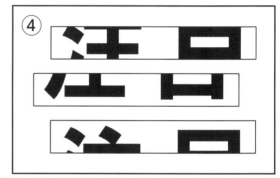

⑤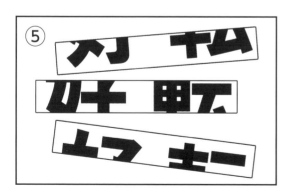

⑥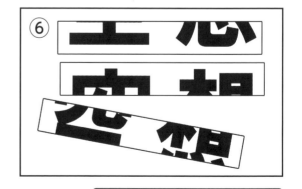

答え ▶ P.106

38 イラストジグソー

● 見本の絵が完成するのに、使わないピースをA～Ｉの中から選んでください。

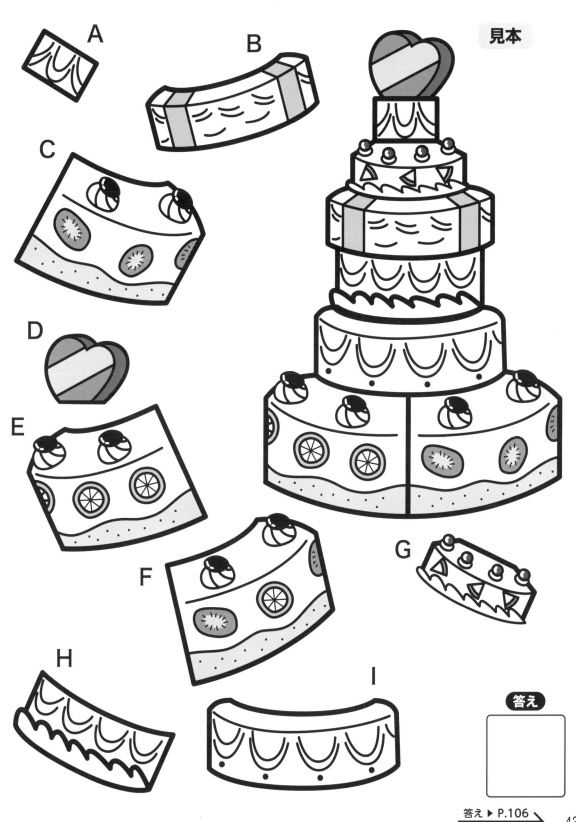

見本

A

B

C

D

E

F

G

H

I

答え ▶ P.106

答え

カード計算

● 数字のカードを □ に入れて、式を完成させましょう。

① 2 □ ＋ 5 ＝ 2 □

① と②のカード
4　1　5
6　8

② □ □ － 3 ＝ 4 □

③ 7 □ ＋ 4 ＝ 7 □

③と④のカード
7　5　3
1　9

④ □ □ － □ ＝ 3 2

⑤ 5 □ ＋ 3 ＝ □ □

⑤と⑥のカード
6　8　1
7　4

⑥ □ 7 － □ ＝ 7 3

⑦ 8 5 ＋ □ ＝ □ 2

⑦と⑧のカード
9　8　5
7　6

⑧ □ 4 － □ ＝ □ 6

答え ▶ P.106

月　日　　時間　分　秒　正答数 /24

三字熟語＆四字熟語

● <u>タテに三字熟語</u>、<u>ヨコに四字熟語</u>ができるようにリストから漢字を選んで、□に書きましょう。

左上

大		晩	
中			
	春		和
			菓
一		調	

右上

	心		心
			模
多		多	
方			
	目		如

左下

	言		行
頂			
天		泰	
		均	
	少		値

右下

一		托	
			徒
	衆		会
納			
言		道	

リスト

以　下　価　希　器　語　子　実　社　種
小　生　成　大　断　伝　日　平　本　面
躍　有　様　蓮

月　　日

同じ組み合わせはどれ？

● 見本と同じ組み合わせの料理が描かれている絵を探して、□に番号を書きましょう。

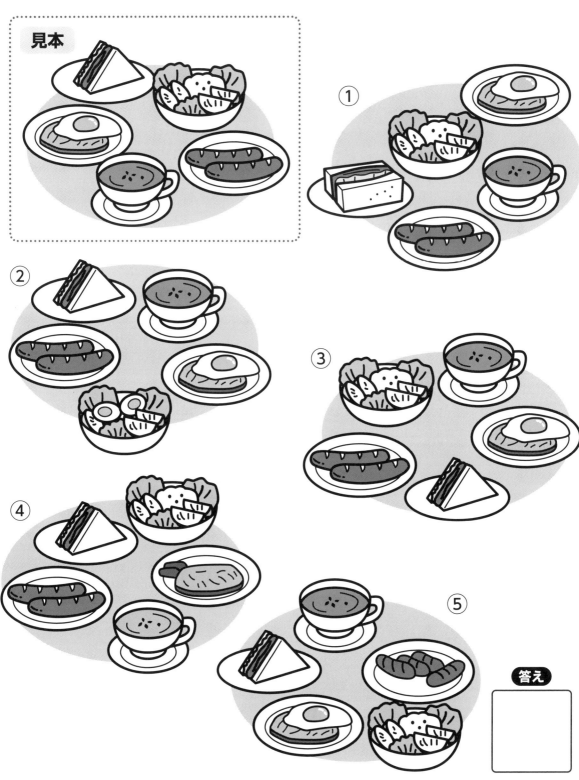

答え

答え ▶ P.107

42 昔話読み書き

● ──部の読みをひらがなで書きましょう。

① かぐや<u>姫</u>　〔　　　　　　　　　〕

② <u>浦島</u>太郎^{たろう}　〔　　　　　　　　　〕

③ わらしべ<u>長者</u>　〔　　　　　　　　　〕

④ <u>猿蟹</u>合戦^{がっせん}　〔　　　　　　　　　〕

⑤ <u>狼</u>と七匹^{しちひき}の子^こヤギ　〔　　　　　　　　　〕

⑥ <u>不思議</u>の国^{くに}のアリス　〔　　　　　　　　　〕

● □に漢字を書きましょう。

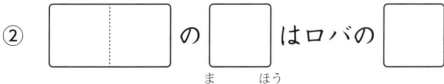

① ぶんぶく　［ちゃ｜がま］

② ［おう｜さま］の［みみ］はロバの［みみ］

③ アラジンと［ま｜ほう］のランプ

④ くるみ［わ］り［にん｜ぎょう］

⑤ ブレーメンの［おん｜がく｜たい］

43 たし算迷路

● 通った数字の合計がゴールの数字になるように、スタートから線を引いてゴールに進みましょう。ただし、同じ所は1回しか通ることができません。

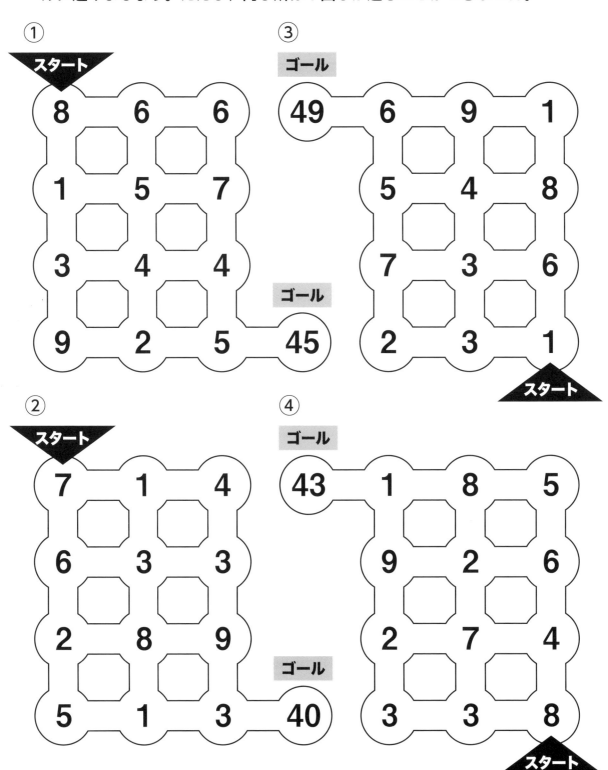

答え ▶ P.107

44 昭和イラスト間違い探し

● 下の絵には8か所、上と異なる部分があります。それを探して〇で囲みましょう。

正

〈フラフープ〉1958年、アメリカで大流行したプラスチックの輪でできた玩具。腰や腕などを使って輪を回して遊ぶ。日本でも同じ年に大流行した。

間違い
8か所

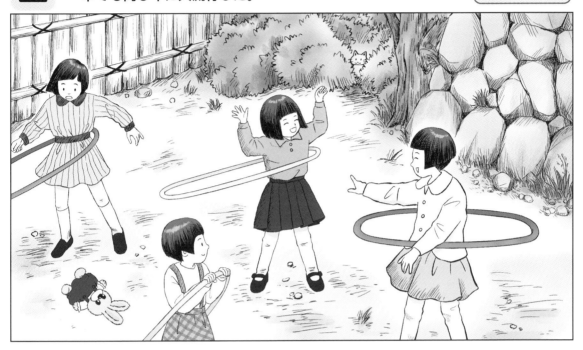

誤

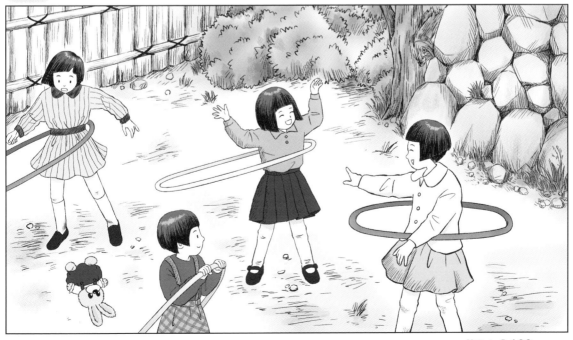

答え ▶ P.108

45 頭文字が同じ漢字

●頭の漢字が同じ三字熟語が3つできるように、リストの漢字を□に書きましょう。

①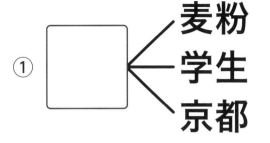
麦粉
学生
京都

②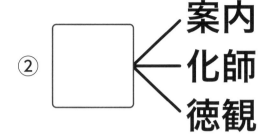
案内
化師
徳観

③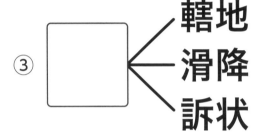
轄地
滑降
訴状

④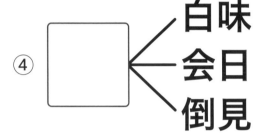
白味
会日
倒見

⑤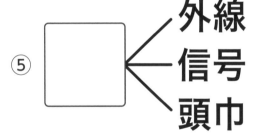
外線
信号
頭巾

⑥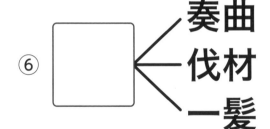
奏曲
伐材
一髪

⑦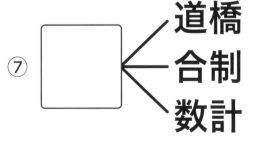
道橋
合制
数計

⑧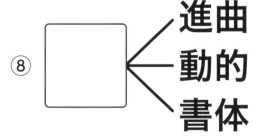
進曲
動的
書体

リスト

間　行　小　赤　直　道　歩　面

答え ▶ P.108

倍数を探そう

● 6の倍数、7の倍数、8の倍数が<u>2つずつ</u>あります。見つけて答えましょう。

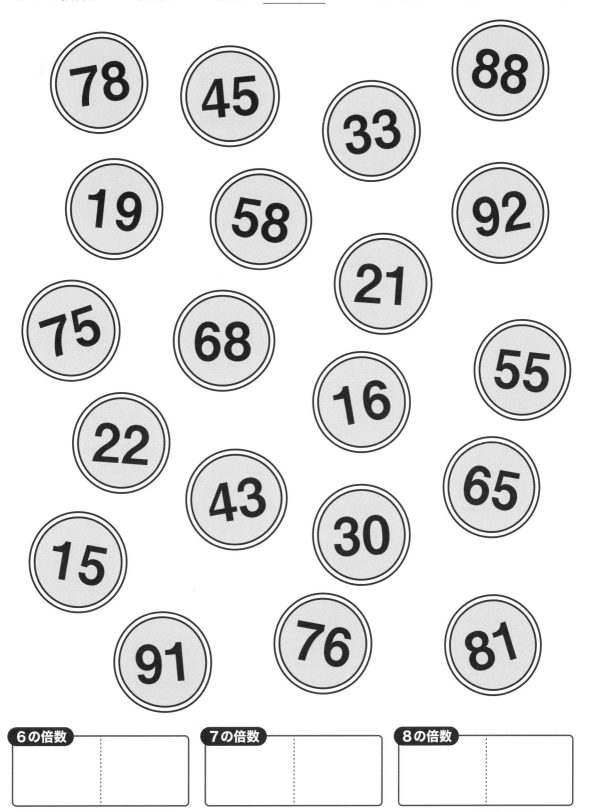

6の倍数		

7の倍数		

8の倍数		

答え ▶ P.108

47 点つなぎ

●数字の1〜75までを順番に線で結びましょう。

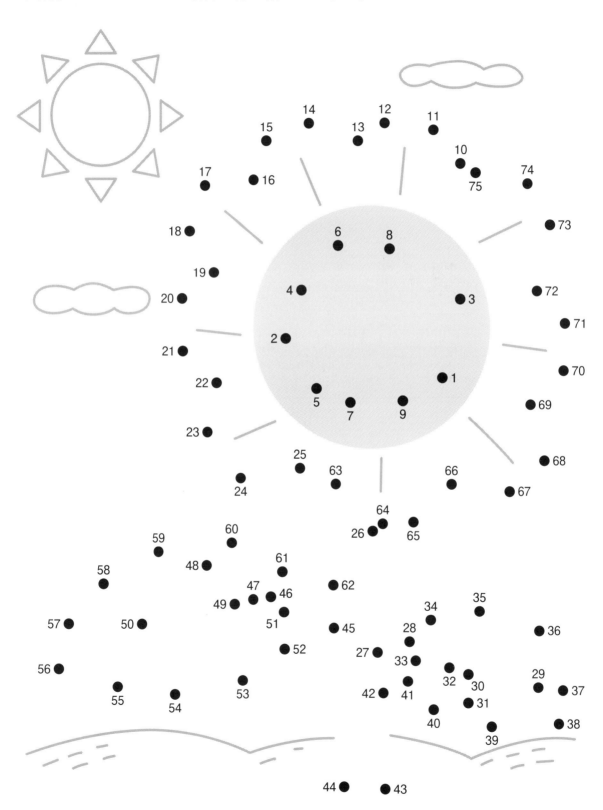

答え ▶ P.108

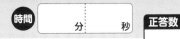

48 同音異義語

● 2つの熟語は違う漢字を使った同じ読みの熟語です。リストの漢字を選んで □に書きましょう。リストの字は一度だけ使います。

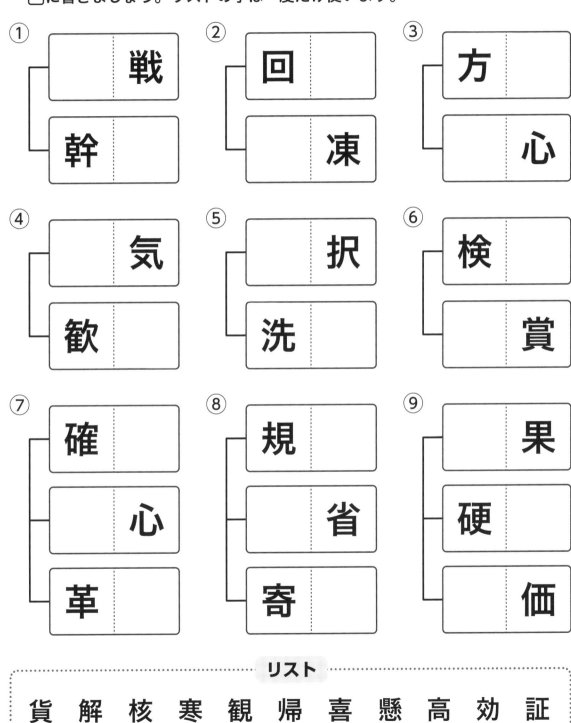

① 戦□ ／ 幹□

② 回□ ／ □凍

③ 方□ ／ □心

④ □気 ／ 歓□

⑤ □択 ／ 洗□

⑥ 検□ ／ □賞

⑦ 確□ ／ □心 ／ 革□

⑧ 規□ ／ □省 ／ 寄□

⑨ □果 ／ 硬□ ／ □価

リスト

貨　解　核　寒　観　帰　喜　懸　高　効　証
針　信　新　生　制　線　選　濯　答　放

答え ▶ P.109

時間 　分　　秒

正答数 ／8

●数字のカードを□に入れて、式を完成させましょう。

① 8 □ + 6 = □ 8

② □ □ − 9 = 2 □

①と②のカード

2 8 5

6 3

③ □ 4 + □ = □ 2

④ 9 □ − 5 = □ 1

③と④のカード

9 1 6

2 8

⑤ 5 □ + 1 = □ □

⑥ 5 □ − 8 = □ 4

⑤と⑥のカード

6 4 2

7 5

⑦ □ 8 + □ = □ 2

⑧ 6 □ − 7 = □ 6

⑦と⑧のカード

5 3 8

7 4

答え ▶ P.109

50 二字熟語パズル

● 二字熟語が３つに分かれています。元の二字熟語を答えましょう。

①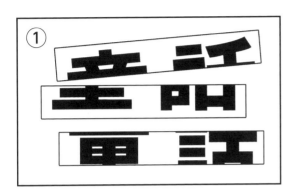

②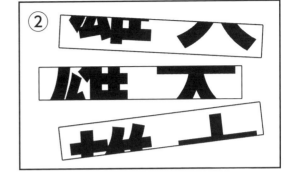

③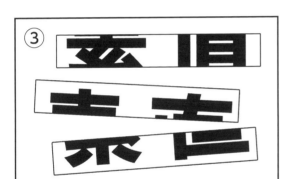

④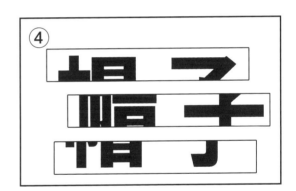

⑤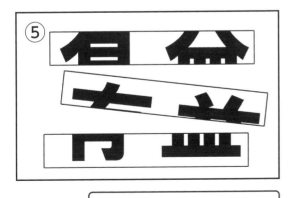

⑥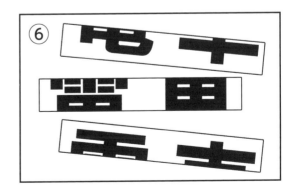

答え ▶ P.109

51 数かぞえ

● それぞれの絵の数を数えましょう。

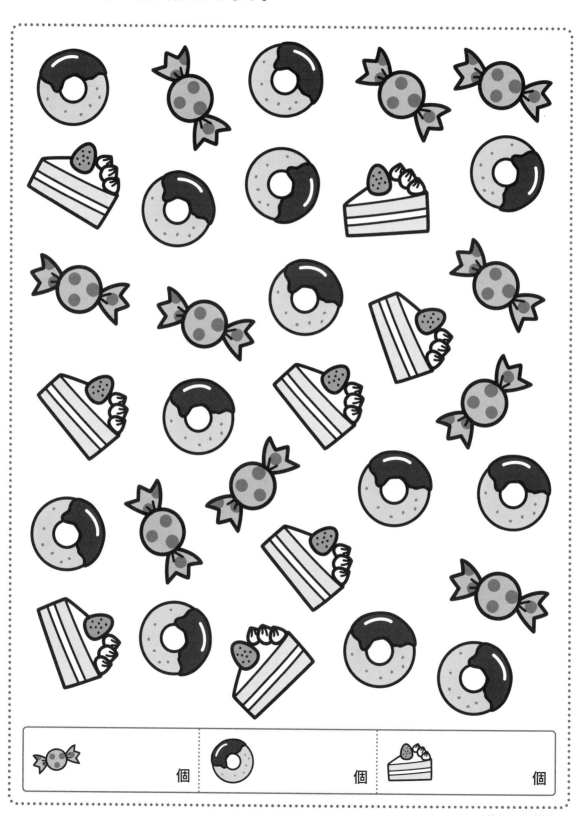

個	個	個

52 2つの数の計算

● 次の式を計算しましょう。

① $3 + 4 =$

② $4 - 1 =$

③ $9 \times 7 =$

④ $60 \div 2 =$

⑤ $28 - 7 =$

⑥ $81 \div 9 =$

⑦ $20 \times 3 =$

⑧ $12 \div 6 =$

⑨ $18 + 5 =$

⑩ $8 \times 1 =$

⑪ $9 + 2 =$

⑫ $3 \times 3 =$

⑬ $7 + 5 =$

⑭ $22 - 2 =$

⑮ $8 \times 8 =$

⑯ $48 \div 8 =$

⑰ $16 - 8 =$

⑱ $15 \div 3 =$

⑲ $14 + 4 =$

⑳ $12 \times 2 =$

㉑ $1 + 7 =$

㉒ $28 - 9 =$

答え ▶ P.110

53 読み３文字スケルトン

● すでに入っている文字をヒントにして、リストの漢字の読み（３文字）をマスにひらがなで書きましょう。

た		ご	■	し		け	■
■	■	う	え		■		は
た			■	い		み	■
	■	■	■	■	■		び
こ		き		か		い	■
■	み	■	■		っ	■	
と		い		と		ぎ	ね
け	■		い		■		も
	■	ん	■	い	■	い	■

リスト（読みが３文字の言葉）

意見	一味	植木	海辺	火星	加熱	貨物	議会
経過	工期	豪華	敷居	湿気	節句	玉子	太鼓
単価	都会	特技	時計	渡米	花火	未来	楽日

54 漢字絵間違い探し

●「クジラの親子」の文字絵です。この中にリストにない漢字が8つまざっています。それを探して〇で囲みましょう。

リスト 魚　尾　親　鯨　亀

間違い　8か所

```
                                    尾尾尾尾              尾尾尾尾
                  魚魚魚魚魚魚魚      尾尾尾尾尾尾　尾尾尾尾尾
  魚魚魚魚魚魚魚        魚魚魚魚      尾尾尾尾尾尾尾尾尾尾
      魚魚思魚          魚魚魚魚      尾尾尾尾尾尾尾尾
      魚魚魚魚        魚魚魚魚        尾尾尾尾尾尾尾
    魚魚魚魚      魚魚魚魚　魚        尾尻尾尾
  魚魚魚魚　魚          魚            親親親親
    魚                魚            親親親親
    魚                              親親親親
                                  親親親親親
      親親親親親親親親親親親親親親親親親親親親親
      親親親親親親親親親親親親親親親親親親親親親
    親親親親親親親親親親親立親親親親親親親親　親
    親親親親親親親親親親親親親親親親親親親親　親
  親親親親親親親親親親親親親親親親親親親親親　親
  親親親親親親親親親親親親親親親親親親親親　親
  親　親親親親親親親親親親親親親親親親親親　親親
  親親　親見親親親親親親親親親親親親親親　親
    親　　親親親親親親親親親親親親親親　親親
    親　　親親親親親　親親親親親親親親　親
            親親親親親親親親親親親　親親
      親　　　親親親親親親親　　親親
    親親　　　　親親　　　　　親親　　尾　　　　　　尾
    親親　　　　親親　　　　　親　　尾尾尾　　尾梶尾
      親　　　　親親親　　親　　　　尾尾尾尾尾尾
                親親新親　　　　　尾尾尾尾
      親親　　　　親親親　　　　　鯨鯨鯨
        親親親　　　親親親　　　　鯨鯨鯨
    親親親親親親親親親親　親親親　　鯨鯨鯨
    親親　　　　　　　　　　　　　鯨鯨鯨
    親
              鯨鯨鯨鯨鯨鯨鯨鯨鯨鯨鯨鯨鯨鯨
            鯨鯨鯨鯨鯨鯨鯨鯨鯨鯨鯨鯨鯨鯨鯨
            鯨鯨鯨鯨鯨鯨鯨鯨鯨鯨鯨涼鯨鯨
  亀亀　　亀亀亀      鯨　　鯨鯨　鯨鯨鯨鯨鯨鯨鯨鯨
  亀亀亀亀亀亀亀      鯨　　鯨鯨鯨鯨鯨鯨鯨　鯨
    亀亀亀亀亀亀        鯨　鯨鯨鯨鯨鯨　鯨
  亀亀亀亀亀亀亀亀          鯨　　　鯨鯨　鯨
  亀亀亀亀亀亀亀亀亀        鯨　　　鯨鯨　鯨
  亀亀亀亀亀電亀亀亀亀      鯨鯨　鯨鯨鯨鯨鯨鯨鯨
  亀亀亀亀亀亀亀亀亀亀亀亀    鯨　　　　　　鯨鯨
  亀　亀亀亀亀亀亀亀              鯨
      亀亀亀亀亀亀
      亀亀
      亀亀
```

55 トランプループ計算

● トランプの数字を順に計算して、ゴールまで進みましょう。

　A＝1、J＝11、Q＝12、K＝13です。

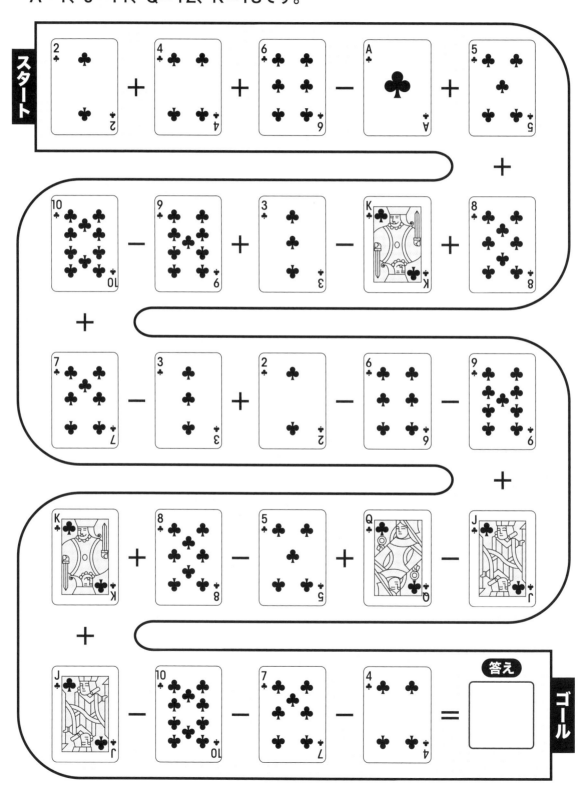

答え ▶ P.111

56 三字熟語＆四字熟語

●タテに三字熟語、ヨコに四字熟語ができるようにリストから漢字を選んで、□に書きましょう。

左上のグリッド

自		自	
動			
	間		離
			乳
弱		強	

右上のグリッド

空		絶	
			継
	類		者
近			
感		移	

左下のグリッド

	廉_{れん}		白
涼			
感		無	
			産
	下		品

左下のふりがな：廉（れん）

右下のグリッド

急		直	
			処
	層		理
層			
水		鏡	

答え▶ P.111

時間　　分　　秒

正答数　／6

57 絵あわせパズル

● 6つの絵が左右2つに分かれています。完成する絵のペアを答えましょう。

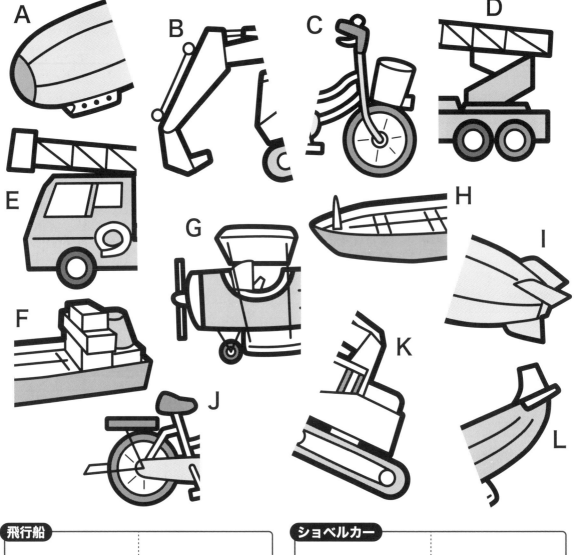

飛行船

左	右

ショベルカー

左	右

飛行機

左	右

自転車

左	右

タンカー

左	右

はしご車

左	右

答え ▶ P.111

58 頭文字が同じ漢字

●頭の漢字が同じ三字熟語が３つできるように、リストの漢字を□に書きましょう。

① □ ← 始末
　　　← 援会
　　　← 日談

② □ ← 均点
　　　← 仮名
　　　← 等性

③ □ ← 煩悩
　　　← 会社
　　　← 守歌

④ □ ← 字塔
　　　← 勘定
　　　← 屏風（びょうぶ）

⑤ □ ← 緒話
　　　← 弁慶
　　　← 閣府

⑥ □ ← 評判
　　　← 後賞（しょうせん）
　　　← 哨戦

⑦ □ ← 後日
　　　← 細書
　　　← 太子

⑧ □ ← 地柄
　　　← 産話
　　　← 俵際

リスト

金　後　子　前　土　内　平　明

答え ▶ P.112

たりない数字▶5〜30

● 5〜30までの数字のうち、2つの数字がありません。たりない2つの数字を
すばやく探しましょう。

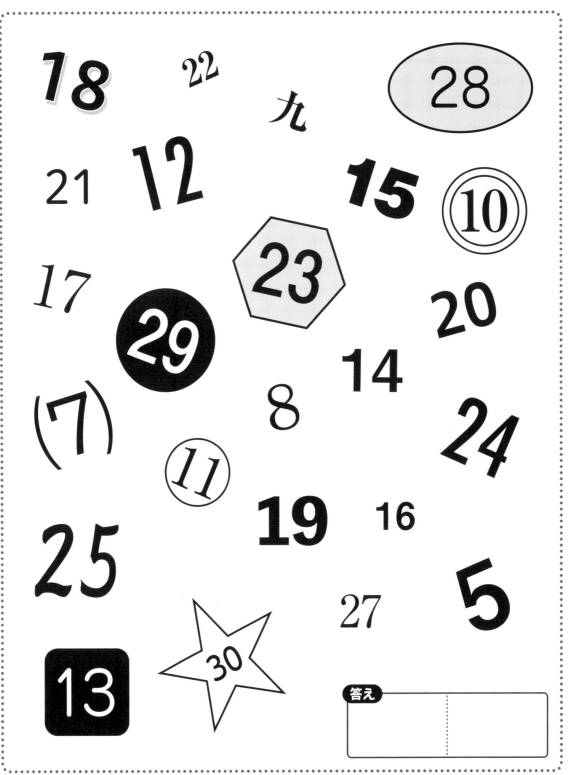

答え

60

点つなぎ

●数字の1〜65までを順番に線で結びましょう。

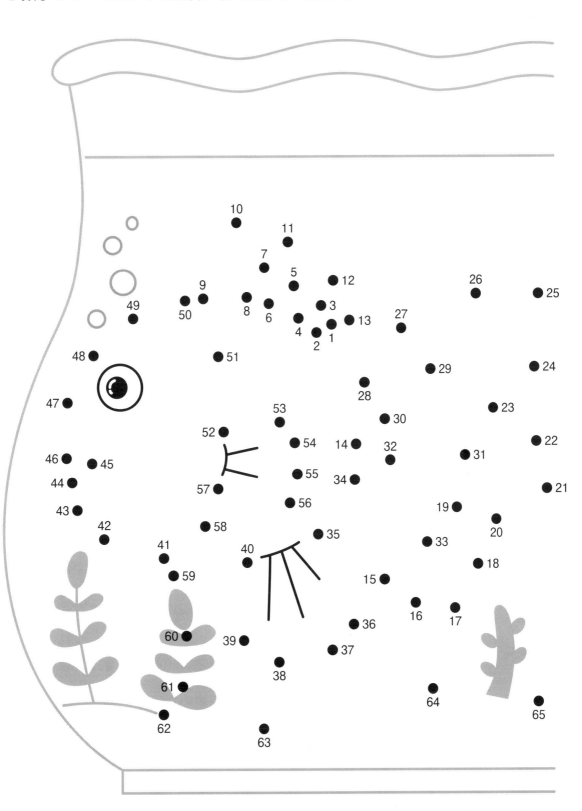

答え ▶ P.112

61 ことわざ読み書き

● ——部の読みをひらがなで書きましょう。

① 笑う<ruby>門<rt>わら</rt></ruby>には<ruby>福来<rt>ふくき</rt></ruby>たる。　〔　　　　　　　〕

② <ruby>鬼<rt>おに</rt></ruby>の<ruby>目<rt>め</rt></ruby>にも<u>涙</u>。　〔　　　　　　　〕

③ <ruby>早起<rt>はやお</rt></ruby>きは<u>三文</u>の<ruby>徳<rt>とく</rt></ruby>。　〔　　　　　　　〕

④ <ruby>転石<rt>てんせき</rt></ruby><u>苔</u>を<ruby>生<rt>しょう</rt></ruby>ぜず。　〔　　　　　　　〕

⑤ <ruby>鬼<rt>おに</rt></ruby>の<ruby>居<rt>い</rt></ruby>ぬ<ruby>間<rt>ま</rt></ruby>に<u>洗濯</u>。　〔　　　　　　　〕

⑥ <u>悪銭</u><ruby>身<rt>み</rt></ruby>に<ruby>付<rt>つ</rt></ruby>かず。　〔　　　　　　　〕

● □に漢字を書きましょう。

① <ruby>急<rt>せ</rt></ruby>いてはことを〔し　そん〕じる。

② 〔しょ　しん〕〔わす〕るべからず。

③ <ruby>親<rt>した</rt></ruby>しき〔なか〕にも〔れい　ぎ〕あり。

④ <ruby>聞<rt>き</rt></ruby>いて〔ごく　らく〕<ruby>見<rt>み</rt></ruby>て〔じ　ごく〕。

⑤ 〔さん　にん〕<ruby>寄<rt>よ</rt></ruby>れば<ruby>文殊<rt>もんじゅ</rt></ruby>の〔ち　え〕。

答え▶ P.112

62 計算あみだくじ

● 一番上の数字からスタートして、計算をしながらあみだくじをたどりましょう。
計算結果を下の□に書きましょう。

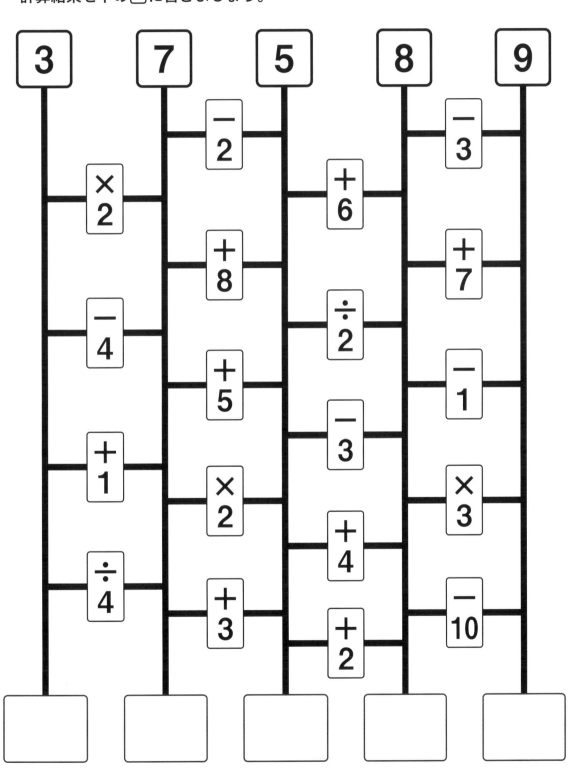

答え ▶ P.112

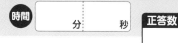

63 同音異義語

● 2つの熟語は違う漢字を使った同じ読みの熟語です。リストの漢字を選んで□に書きましょう。リストの字は一度だけ使います。

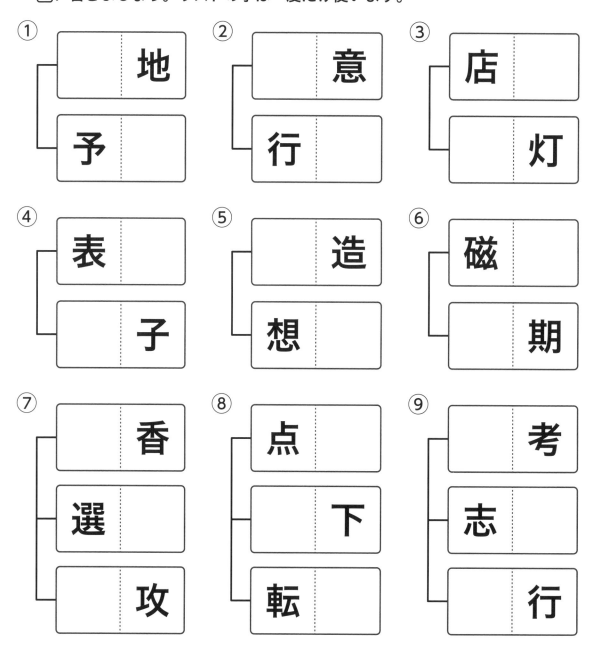

① 地□　予□

② □意　□行

③ 店□　□灯

④ 表□　□子

⑤ □造　□想

⑥ 磁□　□期

⑦ 香□　選□　□攻

⑧ 点□　□下　□転

⑨ □考　□志　□行

リスト

為　火　嫁　気　考　向　好　思　試　紙　次
先　線　創　像　知　点　天　頭　拍　余

時間　　分　　秒　｜正答数｜ /8

64 カード計算

●数字のカードを□に入れて、式を完成させましょう。

① | 3 | | ＋ | 4 | ＝ | 3 | |

①と②のカード

| 1 | 5 | 3 |
| 9 | 8 |

② | | | － | 2 | ＝ | 8 | |

③ | 8 | | ＋ | 5 | ＝ | 8 | |

③と④のカード

| 2 | 6 | 8 |
| 1 | 3 |

④ | | | － | | ＝ | 3 | 6 |

⑤ | | 8 | ＋ | | ＝ | 5 | |

⑤と⑥のカード

| 7 | 4 | 1 |
| 5 | 6 |

⑥ | 5 | | － | | ＝ | 4 | 5 |

⑦ | 6 | | ＋ | 6 | ＝ | | |

⑦と⑧のカード

| 2 | 7 | 1 |
| 0 | 4 |

⑧ | 2 | | － | 9 | ＝ | 1 | |

答え ▶ P.113

65 二字熟語パズル

● 二字熟語が3つに分かれています。元の二字熟語を答えましょう。

①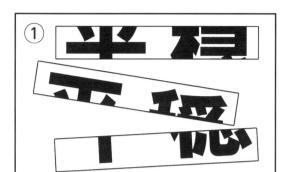

②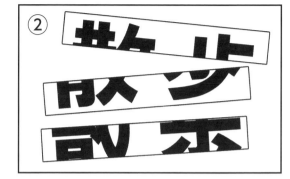

③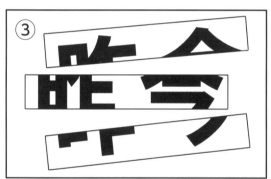

④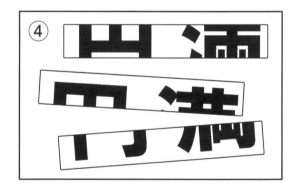

⑤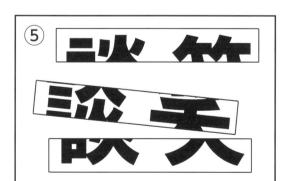

⑥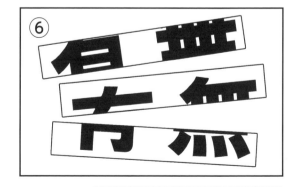

イラストジグソー

● 見本の絵が完成するのに、使わないピースをA〜Kの中から選んでください。

見本

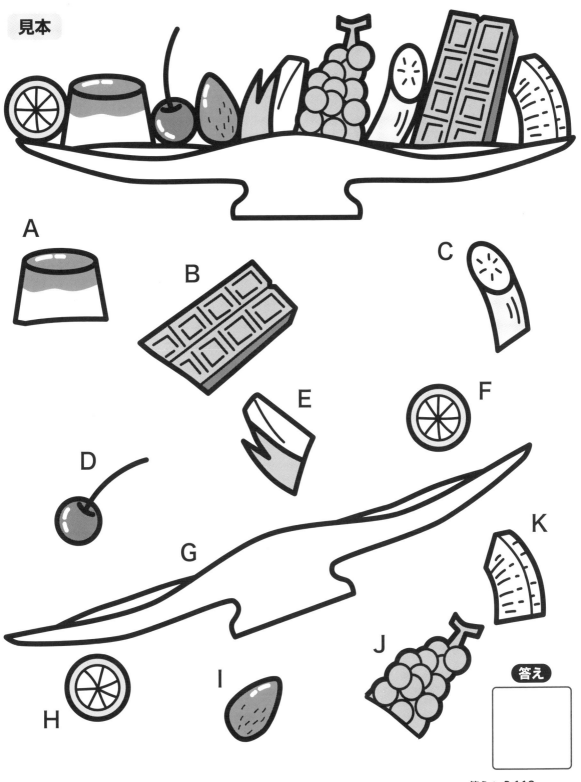

答え

答え ▶ P.113

67 トランプループ計算

● トランプの数字を順に計算して、ゴールまで進みましょう。

A=1、J=11、Q=12、K=13です。

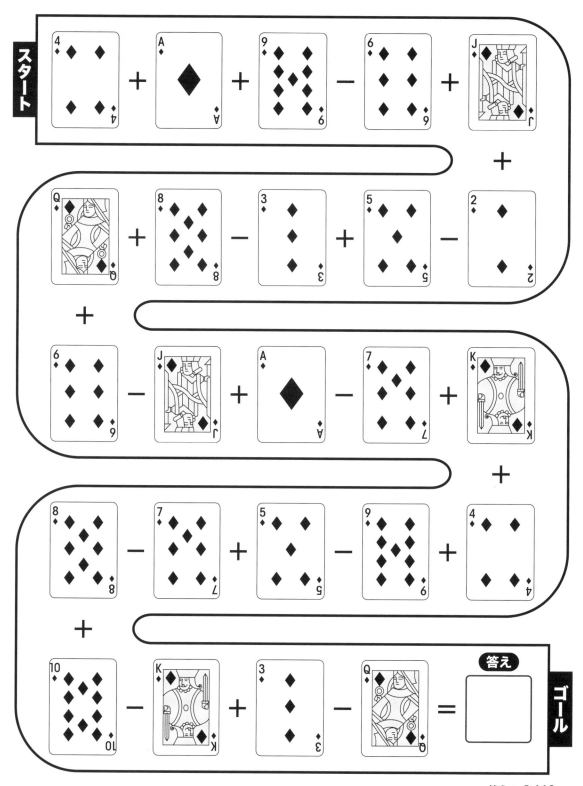

68 漢字スケルトン

●すでに入っている字とマスの数をヒントにリストの言葉をマスに入れましょう。
　重なったマスは同じ字になります。

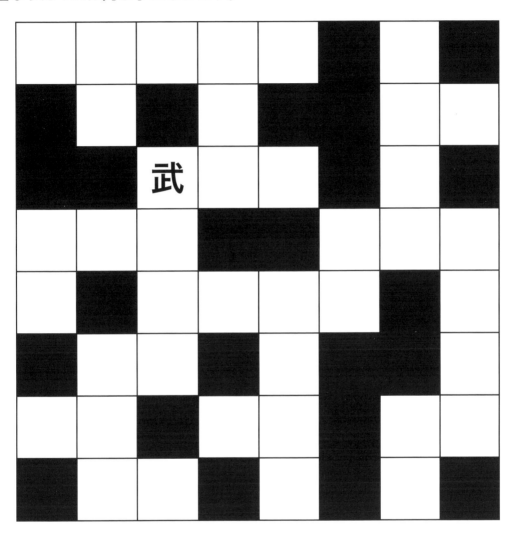

リスト

2文字　石畳　空輸　戸籍　心情　正常　代行　初夢
　　　　　平行　魔術　魔球

3文字　会計士　初心者　代理人　武士道　平常心

4文字　懐石料理　修学旅行　人海戦術　武者修行
　　　　　旅客輸送

5文字　井戸端会議

答え ▶ P.114

月　日

時間　分　秒

同じ組み合わせはどれ？

● 見本と同じ組み合わせのお菓子が描かれている絵を探して、□に番号を書きましょう。

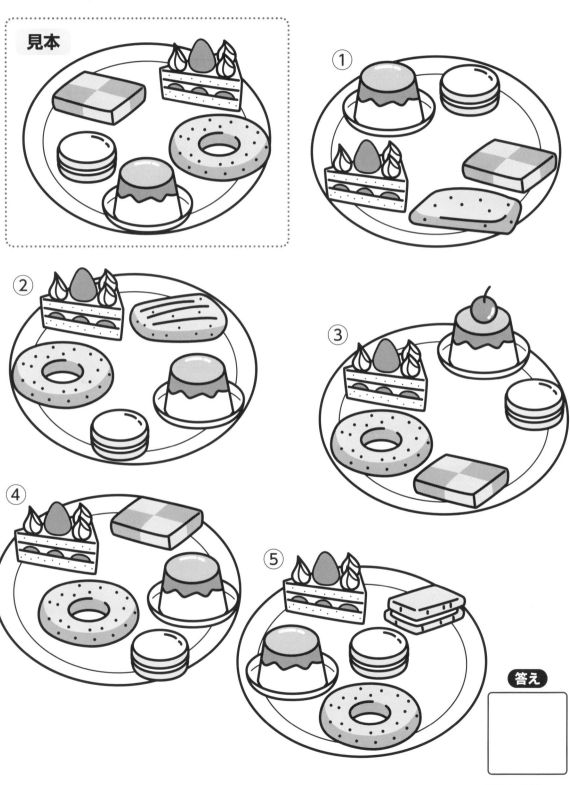

答え ▶ P.114

2つの数の計算

● 次の式を計算しましょう。

① $40 - 6 =$

② $12 + 13 =$

③ $1 \times 5 =$

④ $66 \div 6 =$

⑤ $2 \times 9 =$

⑥ $19 + 6 =$

⑦ $12 - 9 =$

⑧ $49 \div 7 =$

⑨ $30 \times 2 =$

⑩ $17 + 1 =$

⑪ $18 \div 3 =$

⑫ $23 + 11 =$

⑬ $45 \div 9 =$

⑭ $7 \times 5 =$

⑮ $36 - 5 =$

⑯ $4 \times 4 =$

⑰ $31 - 2 =$

⑱ $6 + 6 =$

⑲ $13 - 8 =$

⑳ $6 - 3 =$

㉑ $32 \div 8 =$

㉒ $15 + 1 =$

答え ▶ P.114

読み3文字スケルトン

● すでに入っている文字をヒントにして、リストの漢字の読み（3文字）をマスにひらがなで書きましょう。

グリッド内のヒント文字：
え ・ み か ・ お ・ し
い
こ ・ ん ・ ん ・ な ・ み
ん
せ ・ い ・ う ・ し ・ う
い ・ う き ・ う ・ よ
せ
と う ・ あ

リスト（読みが3文字の言葉）

移動	浮世	浮輪	腕輪	縁故	大人	恩師	汽船
希望	苦戦	孤島	子分	思案	指導	仕様	白身
生徒	世界	世代	生身	文化	毎度	味覚	未満

答え▶P.114

倍数を探そう

● 6の倍数、8の倍数、9の倍数が<u>2つずつ</u>あります。見つけて答えましょう。

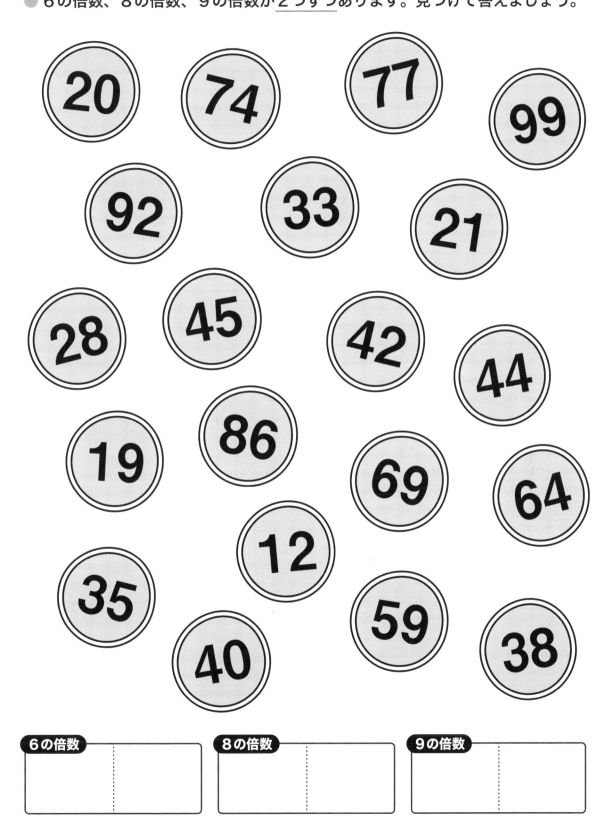

6の倍数	

8の倍数	

9の倍数	

答え ▶ P.114

73 ピースを探そう

● 絵のぬけているピースを探して、□に番号を書きましょう。

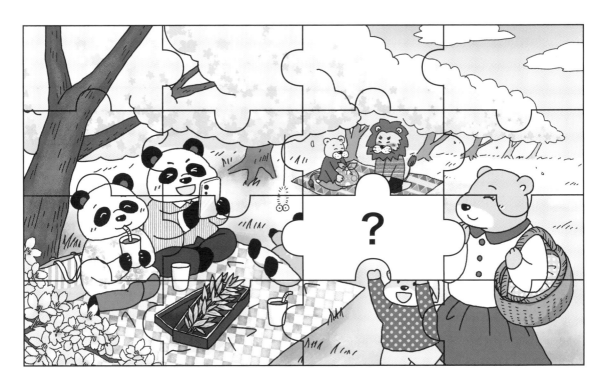

①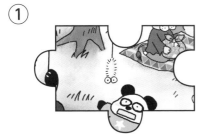

②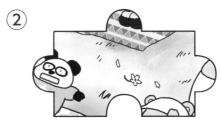

③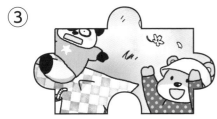

④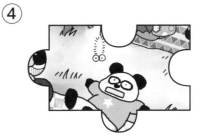

⑤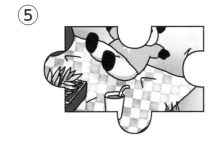

⑥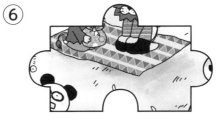

答え

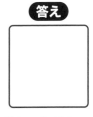

答え▶ P.114

74 たし算迷路

● 通った数字の合計がゴールの数字になるように、スタートから線を引いてゴールに進みましょう。ただし、同じ所は1回しか通ることができません。

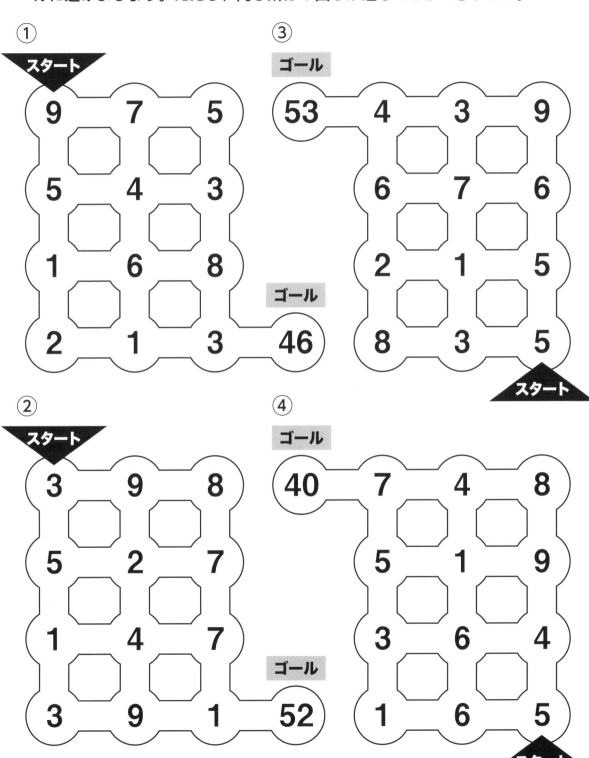

答え ▶ P.115

● タテに三字熟語、ヨコに四字熟語ができるようにリストから漢字を選んで、□に書きましょう。

左上の図

	点		帰
生			
林		学	
		長	
	理	室	

右上の図

文		両	
			産
	人		子
火			
台		一	

左下の図

日		月	
本			
	学		修
		羅	
株		相	

右下の図

	突		進
			化
空		空	
元			
	象		報

リスト

過　回　間　気　教　君　研　原　語　校
式　場　進　聖　猪（ちょ）　道　武　風　歩　猛
予　理　料　論

月　日

たりない数字▶1〜27

● 1〜27までの数字のうち、2つの数字がありません。たりない2つの数字を
すばやく探しましょう。

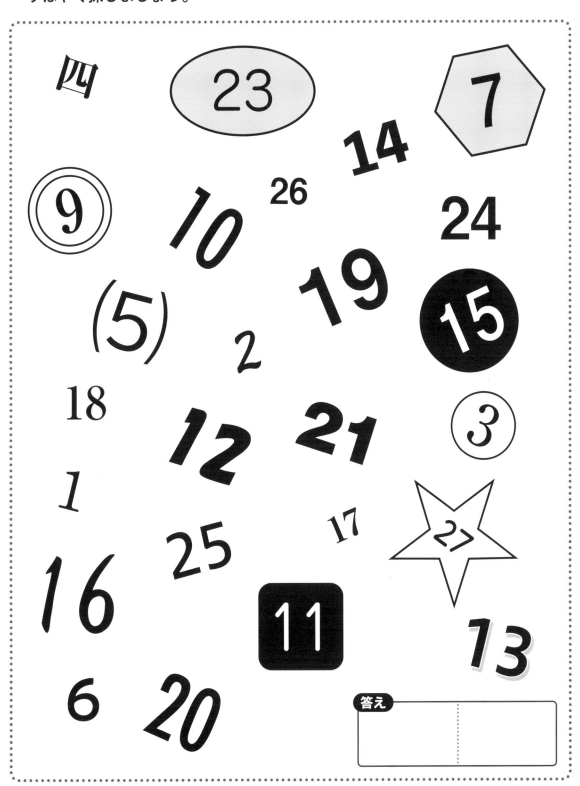

答え

77 漢字絵間違い探し

●「夏のイメージ」の文字絵です。この中に「夏」の字と違う漢字が8つまざっています。それを探して〇で囲みましょう。

間違い　8か所

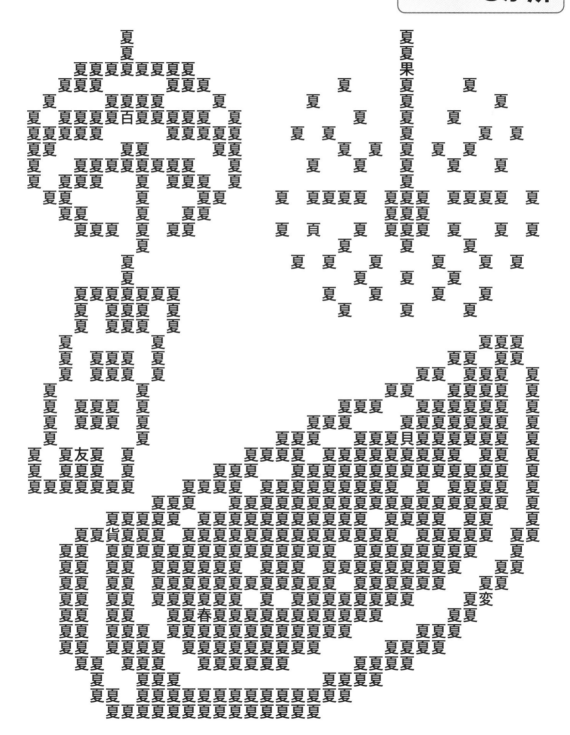

答え ▶ P.116

月　　日

時間　　分　　秒　正答数　／8

頭文字が同じ漢字

● 頭の漢字が同じ三字熟語が３つできるように、リストの漢字を□に書きましょう。

① □ ← 人芸 / 産品 / 門校

② □ ← 合成 / 熱費 / 通信

③ □ ← 工品 / 曽路 / 版画

④ □ ← 己流 / 然体 / 転車

⑤ □ ← 方形 / 電話 / 寿国

⑥ □ ← 春期 / 写真 / 果店

⑦ □ ← 彩学 / 眼鏡 / 鉛筆

⑧ □ ← 合物 / 粧水 / 学式

リスト

化　光　自　色　青　長　名　木

79 計算あみだくじ

● 一番上の数字からスタートして、計算をしながらあみだくじをたどりましょう。計算結果を下の□に書きましょう。

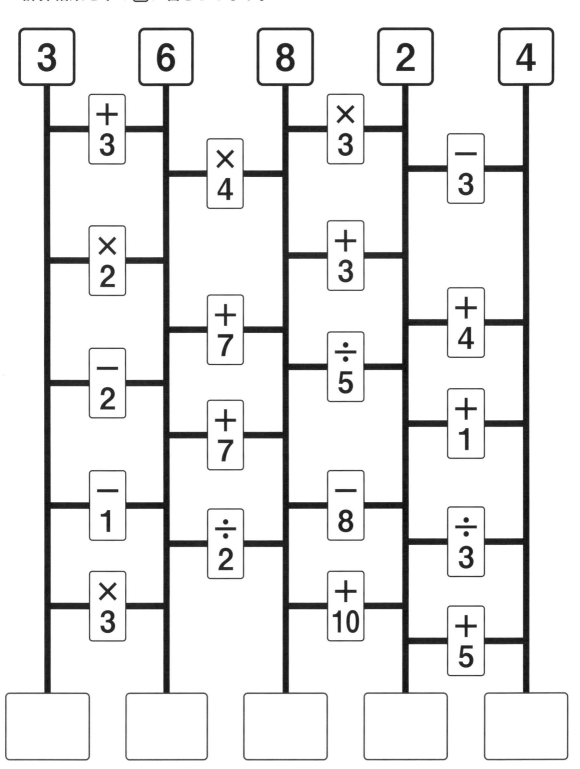

答え ▶ P.116

80 似ている漢字

● ——部の読みをひらがなで書きましょう。

① 地域活動に参加する。

② 由緒ある城を訪ねる。

③ 目的地に到着した。

④ 指紋が一致した。

⑤ 初陣に臨む若武者。

⑥ 陳情のために役所へ行く。

⑦ 話の続きを聞く。

⑧ 成績が上がった。

⑨ 旬の野菜を食べる。

⑩ 父の趣味は俳句づくりだ。

⑪ 旅は道づれ世は情け。

⑫ 家族で外食に出かける。

答え ▶ P.117

81 昭和イラスト間違い探し

●下の絵には8か所、上と異なる部分があります。それを探して〇で囲みましょう。

正

〈アポロ11号の月面着陸〉1969年7月20日、アメリカのアポロ11号が人類初の月面着陸に成功。月着陸の様子は、テレビ放送により全世界へ生中継された（日本時間では21日）。

間違い
8か所

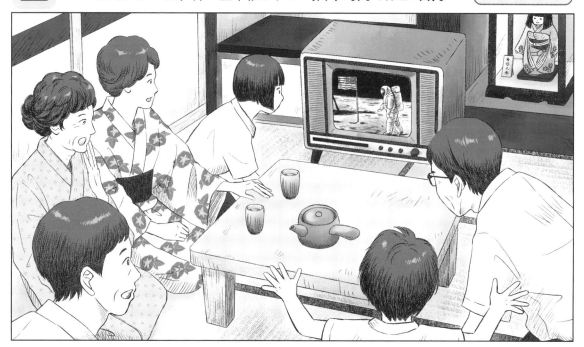

誤

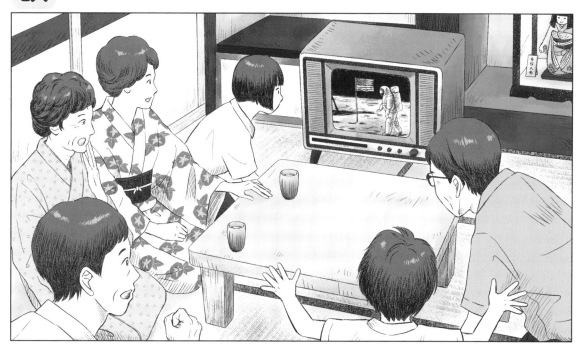

82 カード計算

● 数字のカードを□に入れて、式を完成させましょう。

① $\boxed{5\ \ }+\boxed{6\ \ }=\boxed{\ \ 9}$

①と②のカード

$\boxed{8}\ \boxed{5}\ \boxed{6}$

$\boxed{1}\ \boxed{3}$

② $\boxed{2\ \ }-\boxed{8\ \ }=\boxed{\ \ \ }$

③ $\boxed{\ \ 7}+\boxed{\ \ }=\boxed{4\ 1}$

③と④のカード

$\boxed{3}\ \boxed{7}\ \boxed{9}$

$\boxed{5}\ \boxed{4}$

④ $\boxed{\ \ \ }-\boxed{\ \ }=\boxed{8\ 8}$

⑤ $\boxed{1\ 0}+\boxed{\ \ }=\boxed{\ \ 6}$

⑤と⑥のカード

$\boxed{1}\ \boxed{4}\ \boxed{2}$

$\boxed{6}\ \boxed{8}$

⑥ $\boxed{\ \ \ }-\boxed{\ \ }=\boxed{1\ 6}$

⑦ $\boxed{7\ \ }+\boxed{8\ \ }=\boxed{\ \ 9}$

⑦と⑧のカード

$\boxed{5}\ \boxed{4}\ \boxed{1}$

$\boxed{7}\ \boxed{3}$

⑧ $\boxed{\ \ 2}-\boxed{9\ \ }=\boxed{\ \ \ }$

答え ▶ P.117

● 2つの熟語は<u>違う漢字を使った同じ読みの熟語</u>です。リストの漢字を選んで □に書きましょう。リストの字は一度だけ使います。

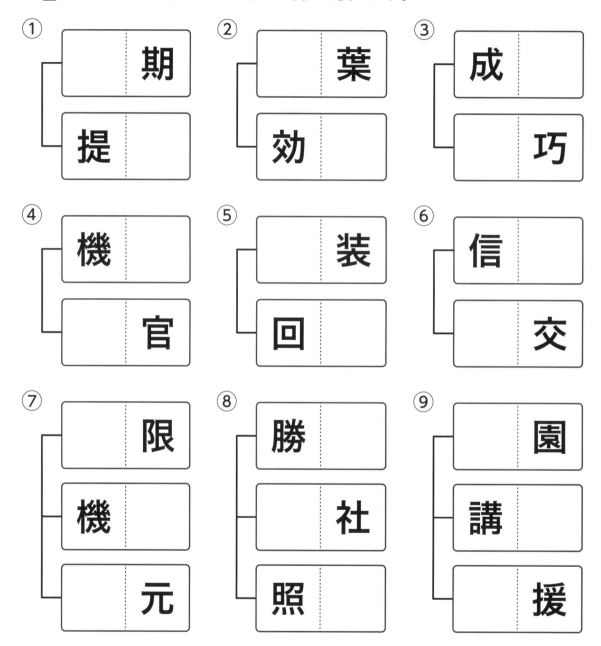

① 期 ｜ 提

② 葉 ｜ 効

③ 成 ｜ 巧

④ 機 ｜ 官

⑤ 装 ｜ 回

⑥ 信 ｜ 交

⑦ 限 ｜ 機 ｜ 元

⑧ 勝 ｜ 社 ｜ 照

⑨ 園 ｜ 講 ｜ 援

リスト

演　改　関　紀　起　器　期　嫌　公　功　紅
仰　後　者　射　商　親　精　想　定　用

絵あわせパズル

時間 　分　　秒

正答数 ／6

● 6つの絵が左右2つに分かれています。完成する絵のペアを答えましょう。

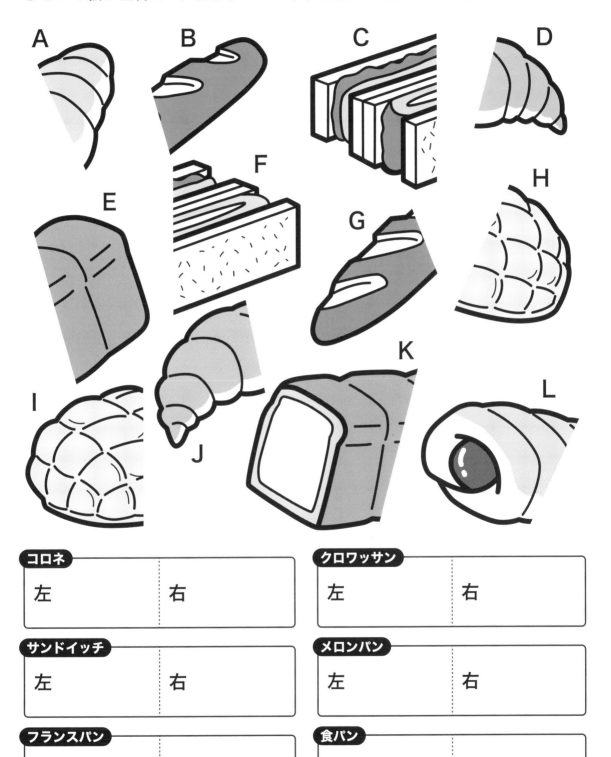

コロネ	
左	右

クロワッサン	
左	右

サンドイッチ	
左	右

メロンパン	
左	右

フランスパン	
左	右

食パン	
左	右

答え ▶ P.118

トランプループ計算

● トランプの数字を順に計算して、ゴールまで進みましょう。
　A＝1、J＝11、Q＝12、K＝13です。

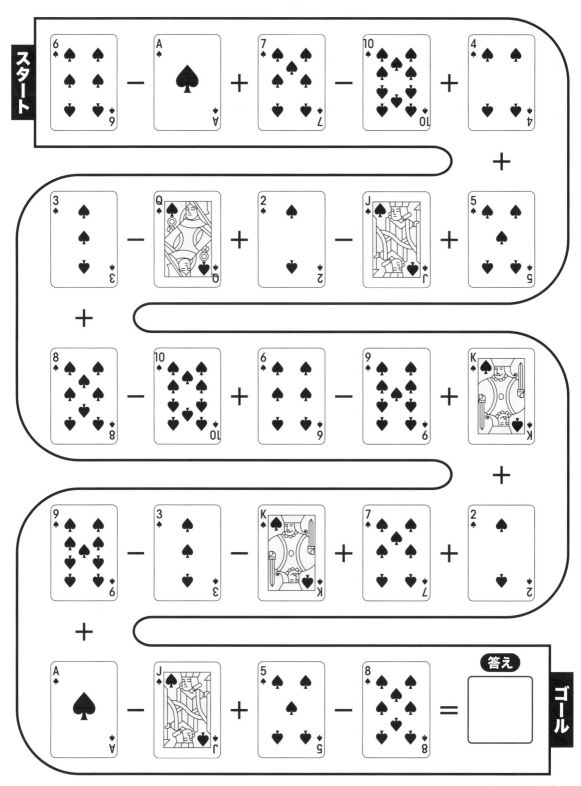

答え ▶ P.119

二字熟語パズル

●二字熟語が３つに分かれています。元の二字熟語を答えましょう。

①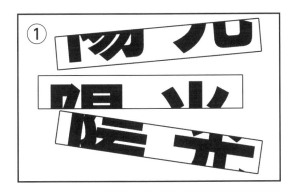

②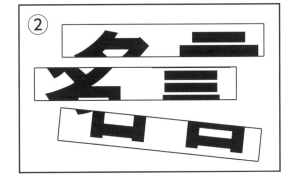

③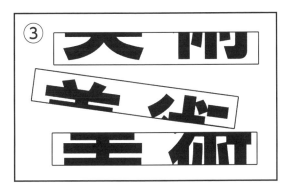

④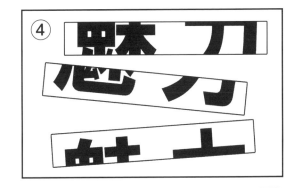

⑤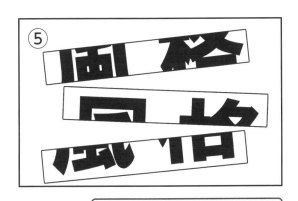

⑥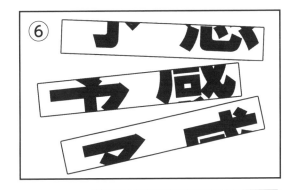

答え ▶ P.119

点つなぎ

● 数字の1～75までを順番に線で結びましょう。

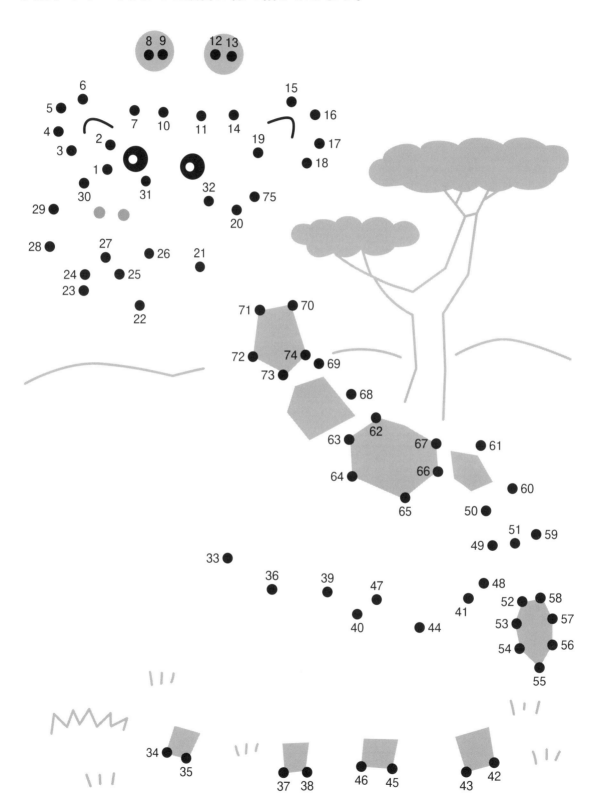

答え ▶ P.119

88 2つの数の計算

● 次の式を計算しましょう。

① 4 ＋ 1 ＝

② 14 － 10 ＝

③ 2 × 2 ＝

④ 72 ÷ 8 ＝

⑤ 6 × 8 ＝

⑥ 9 － 2 ＝

⑦ 6 ＋ 5 ＝

⑧ 3 × 5 ＝

⑨ 10 ÷ 2 ＝

⑩ 10 ＋ 8 ＝

⑪ 7 × 7 ＝

⑫ 30 ÷ 6 ＝

⑬ 15 － 7 ＝

⑭ 9 × 1 ＝

⑮ 42 ÷ 7 ＝

⑯ 22 ＋ 17 ＝

⑰ 14 × 2 ＝

⑱ 13 ＋ 4 ＝

⑲ 99 ÷ 9 ＝

⑳ 21 － 3 ＝

㉑ 3 ＋ 9 ＝

㉒ 17 － 8 ＝

答え ▶ P.119

時間　分　秒

正答数　/16

89 名文読み書き

● ——部の読みをひらがなで書きましょう。

① メロスは<u>激怒</u>した。　（太宰治）〔　　　　　〕

② <u>僕</u>の前に道はない　（高村光太郎）〔　　　　　〕

③ 我が臆病な<u>自尊心</u>　（中島敦）〔　　　　　〕

④ <u>吾輩</u>は猫である。　（夏目漱石）〔　　　　　〕

⑤ <u>鐘</u>が鳴るなり法隆寺　（正岡子規）〔　　　　　〕

⑥ まだあげ初めし<u>前髪</u>の　〔　　　　　〕
（島崎藤村）

● □に漢字を書きましょう。

① □ニモ夏ノ□サニモマケヌ　（宮沢賢治）
〈ゆき〉　〈あつ〉

② 閑さや□にしみ入る蟬の□　（松尾芭蕉）
〈いわ〉　〈こえ〉

③ 菜の□や月は□に日は西に　（与謝蕪村）
〈はな〉　〈ひがし〉

④ 世の中にたえて□のなかりせば　（在原業平）
〈さくら〉

⑤ ふるさとの訛りなつかし□□□の　（石川啄木）
〈てい〉〈しゃ〉〈ば〉

答え ▶ P.119

数かぞえ

時間　　分　　秒

正答数 /3

● それぞれの絵の数を数えましょう。

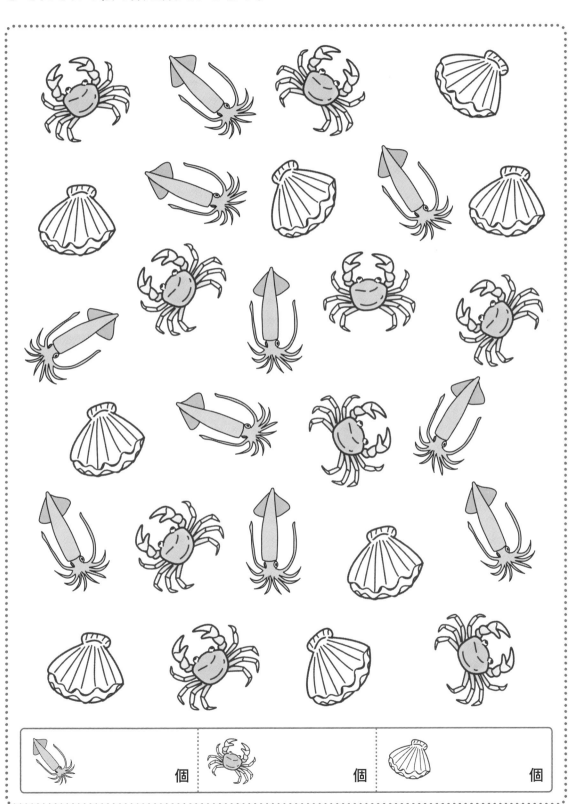

| | 個 | 個 | 個 |

答え ▶ P.119

1

④

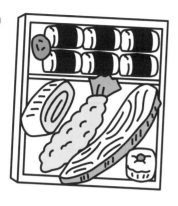

2

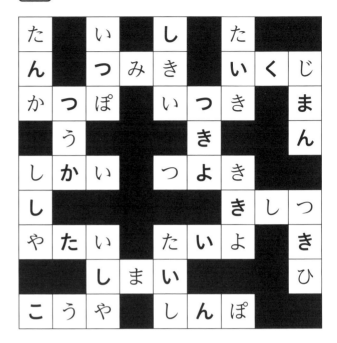

た		い		し		た		
ん		つ	み	き		い	く	じ
か	つ	ぽ		い	つ	き		ま
	う				き			ん
し	か	い		つ	よ	き		
し					き	し	つ	
や	た	い		た	い	よ		き
		し	ま	い				ひ
こ	う	や		し	ん	ぽ		

3

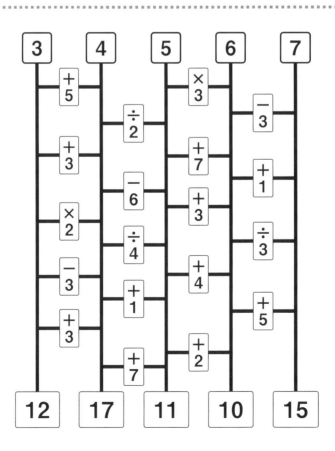

4 ①練習　②開花　③人柄　④気分　⑤愛情　⑥抱負

5

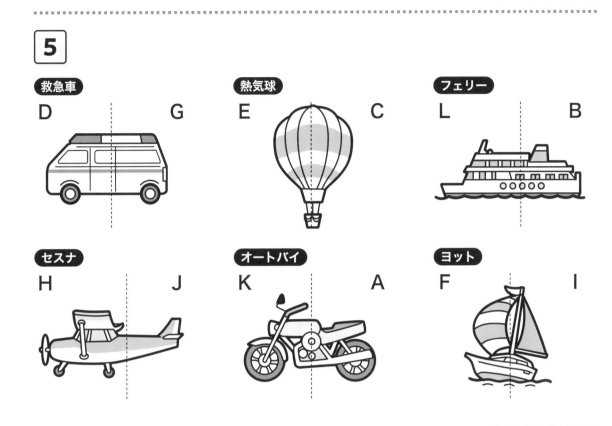

救急車　D　G
熱気球　E　C
フェリー　L　B
セスナ　H　J
オートバイ　K　A
ヨット　F　I

6 ①表　②白　③地　④親　⑤大　⑥部　⑦国　⑧生

7 ①7　②11　③80　④2　⑤21　⑥11　⑦9　⑧38　⑨4
⑩14　⑪14　⑫38　⑬48　⑭20　⑮15　⑯32　⑰40　⑱6
⑲90　⑳7　㉑18　㉒52

8 ①千客万来　②奇想天外　③開口一番　④期間限定
⑤右往左往　⑥悪戦苦闘　⑦日常茶飯　⑧無我夢中
⑨電光石火　⑩針小棒大　⑪世代交代　⑫四捨五入
⑬冷静沈着　⑭質実剛健

9

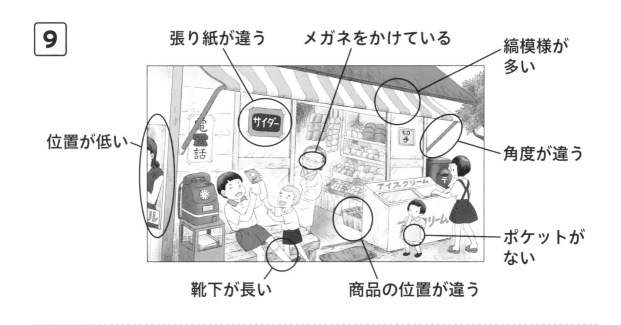

位置が低い

張り紙が違う

メガネをかけている

縞模様が多い

角度が違う

ポケットがない

靴下が長い

商品の位置が違う

10　①まんげつ　②み　③おんせん　④あたた
⑤たんじょう　⑥う　⑦げんてん　⑧おおうなばら
⑨ぼうえんきょう　⑩のぞ　⑪かぞく　⑫いえじ

11　7

13

⑤

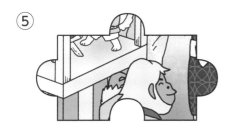

12

一	生	懸	命
級			
品	行	方	正
			方
有	形	無	形
本	末	転	倒
拠			
地	産	地	消
			火
縄	文	土	器

古	今	東	西
			洋
八	方	美	人
頭			
身	体	測	定
天	真	爛	漫
			才
反	面	教	師
作			
用	意	周	到

14

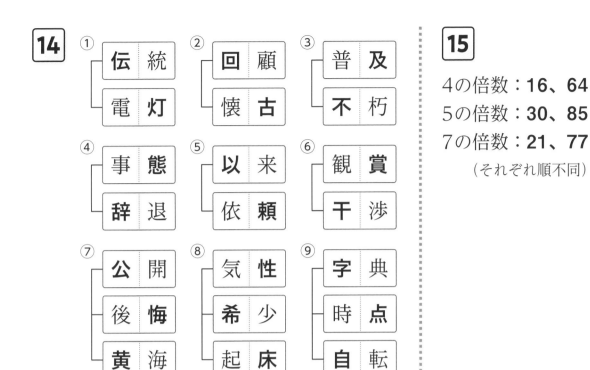

① 伝統 / 電灯
② 回顧 / 懐古
③ 普及 / 不朽
④ 事態 / 辞退
⑤ 以来 / 依頼
⑥ 観賞 / 干渉
⑦ 公開 / 後悔 / 黄海
⑧ 気性 / 希少 / 起床
⑨ 字典 / 時点 / 自転

15

4の倍数：**16、64**

5の倍数：**30、85**

7の倍数：**21、77**

（それぞれ順不同）

16

読み：① しんとう
　　　② めぼし
　　　③ てしお
　　　④ まく
　　　⑤ かんにんぶくろ
　　　⑥ うろこ

書き：① 火、明
　　　② 背、腹
　　　③ 悪
　　　④ 盆、正月
　　　⑤ 目、痛

17

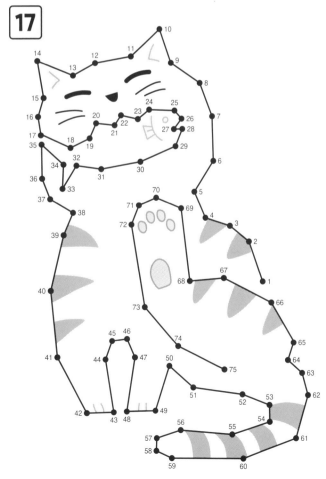

18

海	水	浴	■	■	三	日	月
外	■	室	外	機	■	常	■
旅	■	■	務	■	■	茶	道
行	先	■	省	庁	■	飯	■
■	行	動	■	舎	■	事	実
継	投	■	■	■	■	■	力
■	資	本	主	義	国	■	主
■	■	文	■	■	有	意	義

19

① **3 2** + 6 = 3 **8**

② 9 **1** − 1 = **9** 0

①と②のカード
1	3	9
8	2

③ 4 **9** − **7** = 4 2

④ **5 8** + 6 = **6** 4

③と④のカード
9	5	8
6	7

⑤ **2** 5 + **3** = 2 8

⑥ 7 **8** − 4 = **7 4**

⑤と⑥のカード
2	7	8
4	3

⑦ 6 **5** + 2 = **6 7**

⑧ 2 **3** − 8 = **1** 5

⑦と⑧のカード
6	3	1
5	7

20

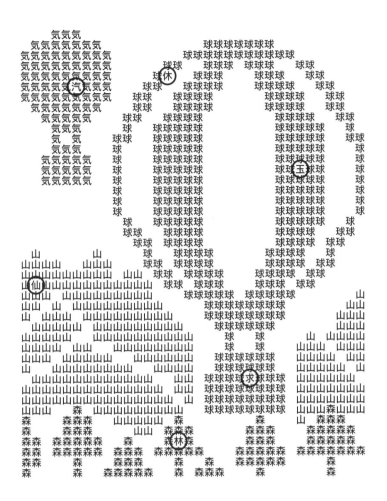

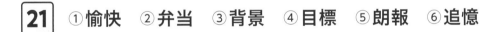

21 ①愉快　②弁当　③背景　④目標　⑤朗報　⑥追憶

22 I

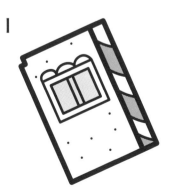

23

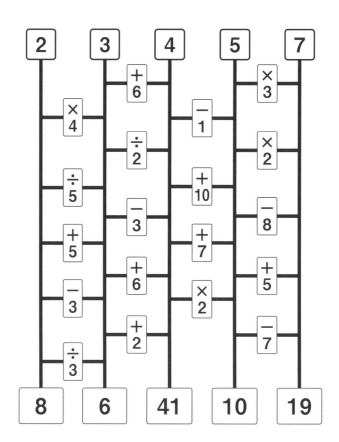

2	3	4	5	7
×4	+6		×3	
÷5	÷2	−1	×2	
+5	−3	+10	−8	
−3	+6	+7	+5	
÷3	+2	×2	−7	
8	6	41	10	19

24 ①ほうちょう ②む ③けいりょう ④さんかくきん
⑤ゆきひらなべ ⑥あわ ⑦せんじょう ⑧すいはんき
⑨ばち ⑩たんざく ⑪つけもの ⑫さんさい

25

 9（個）　　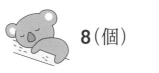 8（個）　　 5（個）

26 ①文化遺産 ②老若男女 ③七転八起 ④相乗効果
⑤難攻不落 ⑥平穏無事 ⑦創意工夫 ⑧拍手喝采（さい）
⑨東西南北 ⑩大安吉日 ⑪得意満面 ⑫薄利多売
⑬名誉挽回 ⑭二人三脚

27

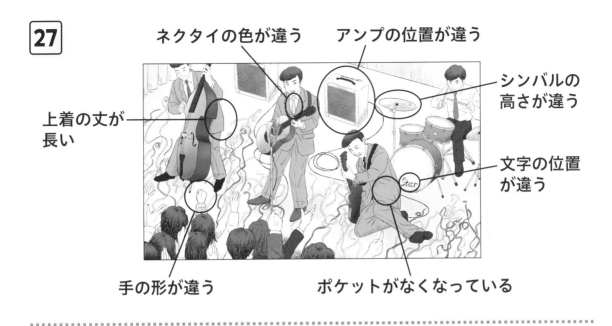

ネクタイの色が違う

アンプの位置が違う

シンバルの高さが違う

上着の丈が長い

文字の位置が違う

手の形が違う

ポケットがなくなっている

28

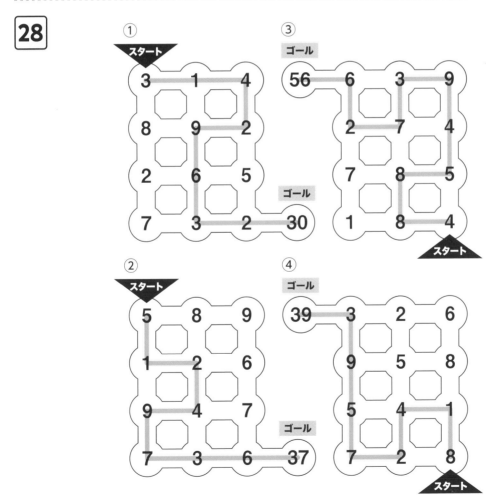

29 ①発　②物　③立　④手　⑤相　⑥楽　⑦目　⑧千

30 4、21（順不同）

31

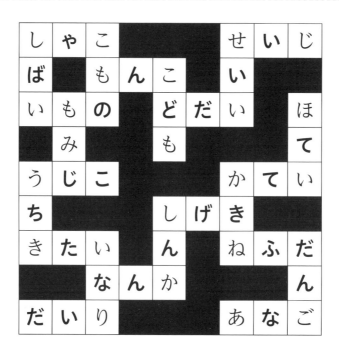

32

バナナ　A　K

ブドウ　G　E

モモ　C　F

スイカ　B　H

リンゴ　L　J

パイナップル　D　I

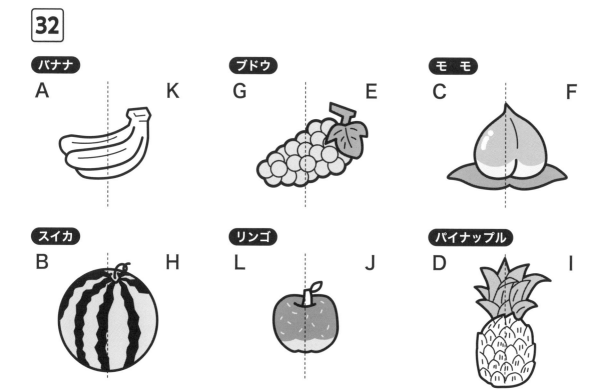

33
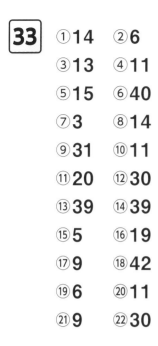

① 14 ② 6
③ 13 ④ 11
⑤ 15 ⑥ 40
⑦ 3 ⑧ 14
⑨ 31 ⑩ 11
⑪ 20 ⑫ 30
⑬ 39 ⑭ 39
⑮ 5 ⑯ 19
⑰ 9 ⑱ 42
⑲ 6 ⑳ 11
㉑ 9 ㉒ 30

34
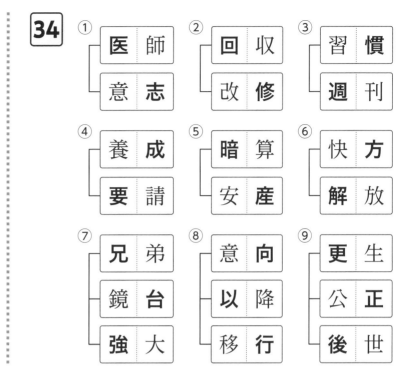

① 医師 / 意志
② 回収 / 改修
③ 習慣 / 週刊
④ 養成 / 要請
⑤ 暗算 / 安産
⑥ 快方 / 解放
⑦ 兄弟 / 鏡台 / 強大
⑧ 意向 / 以降 / 移行
⑨ 更生 / 公正 / 後世

35
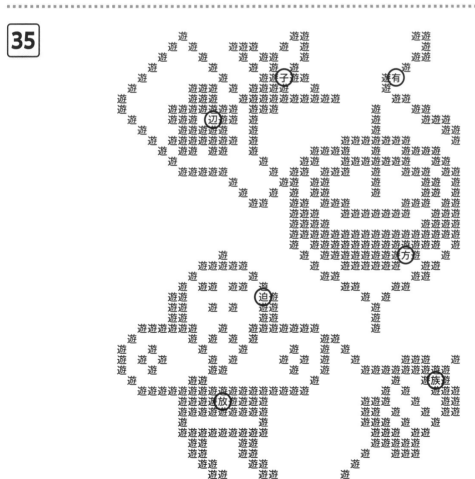

36 35

37
① 野原　② 時期
③ 楽勝　④ 注目
⑤ 好転　⑥ 空想

---

38 F

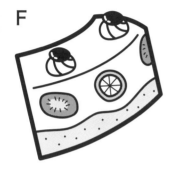

39

① $\boxed{2}\boxed{1} + \boxed{5} = \boxed{2}\boxed{6}$

② $\boxed{4}\boxed{8} - \boxed{3} = \boxed{4}\boxed{5}$

①と②のカード
$\boxed{4}\ \boxed{1}\ \boxed{5}$
$\boxed{6}\ \boxed{8}$

③ $\boxed{7}\boxed{1} + \boxed{4} = \boxed{7}\boxed{5}$

④ $\boxed{3}\boxed{9} - \boxed{7} = \boxed{3}\boxed{2}$

③と④のカード
$\boxed{7}\ \boxed{5}\ \boxed{3}$
$\boxed{1}\ \boxed{9}$

⑤ $\boxed{5}\boxed{8} + \boxed{3} = \boxed{6}\boxed{1}$

⑥ $\boxed{7}\boxed{7} - \boxed{4} = \boxed{7}\boxed{3}$

⑤と⑥のカード
$\boxed{6}\ \boxed{8}\ \boxed{1}$
$\boxed{7}\ \boxed{4}$

⑦ $\boxed{8}\boxed{5} + \boxed{7} = \boxed{9}\boxed{2}$

⑧ $\boxed{6}\boxed{4} - \boxed{8} = \boxed{5}\boxed{6}$

⑦と⑧のカード
$\boxed{9}\ \boxed{8}\ \boxed{5}$
$\boxed{7}\ \boxed{6}$

40

大	器	晩	成
中			
小	春	日	和
			菓
一	本	調	子

有	言	実	行
頂			
天	下	泰	平
			均
希	少	価	値

以	心	伝	心
			模
多	種	多	様
方			
面	目	躍	如

一	蓮	托_{たく}	生
			徒
大	衆	社	会
納			
言	語	道	断

41

③

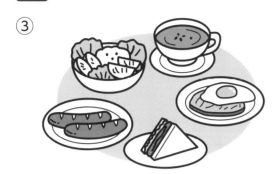

42
読み：① ひめ
　　　② うらしま
　　　③ ちょうじゃ
　　　④ さるかに
　　　⑤ おおかみ
　　　⑥ ふしぎ
書き：① 茶釜
　　　② 王様、耳、耳
　　　③ 魔法
　　　④ 割、人形
　　　⑤ 音楽隊

43

①
スタート
8 — 6 — 6
1　5 — 7
3　4 — 4
9　2　5 — 45
ゴール

③
ゴール
49 — 6 — 9　1
5　4　8
7 — 3　6
2 — 3 — 1
スタート

②
スタート
7　1　4
6　3 — 3
2　8 — 9
5　1 — 3 — 40
ゴール

④
ゴール
43 — 1　8 — 5
9 — 2　6
2　7　4
3　3　8
スタート

107

44

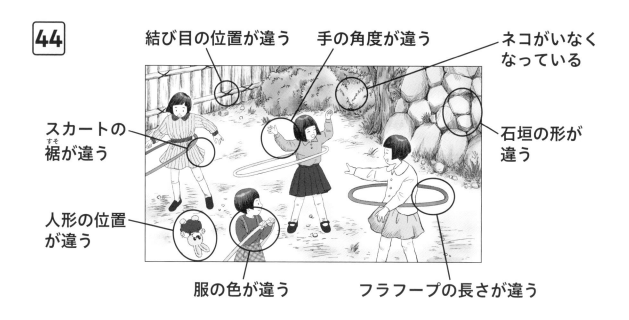

結び目の位置が違う　　手の角度が違う　　ネコがいなくなっている

スカートの裾が違う

石垣の形が違う

人形の位置が違う

服の色が違う　　　フラフープの長さが違う

45

①小　②道
③直　④面
⑤赤　⑥間
⑦歩　⑧行

46

6の倍数：**30、78**
7の倍数：**21、91**
8の倍数：**16、88**

（それぞれ順不同）

47

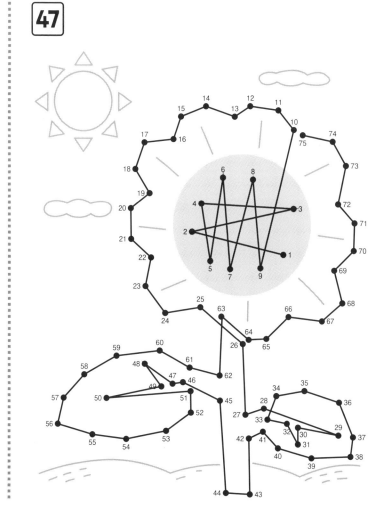

48

① 観 戦 / 幹 線
② 回 答 / 解 凍
③ 方 針 / 放 心
④ 寒 気 / 歓 喜
⑤ 選 択 / 洗 濯
⑥ 検 証 / 懸 賞
⑦ 確 信 / 核 心 / 革 新
⑧ 規 制 / 帰 省 / 寄 生
⑨ 効 果 / 硬 貨 / 高 価

49

① 8 2 + 6 = 8 8

② 3 5 − 9 = 2 6

①と②のカード
2 8 5
6 3

③ 1 4 + 8 = 2 2

④ 9 6 − 5 = 9 1

③と④のカード
9 1 6
2 8

⑤ 5 6 + 1 = 5 7

⑥ 5 2 − 8 = 4 4

⑤と⑥のカード
6 4 2
7 5

⑦ 7 8 + 4 = 8 2

⑧ 6 3 − 7 = 5 6

⑦と⑧のカード
5 3 8
7 4

50

① 童話　② 雄大
③ 素直　④ 帽子
⑤ 有益　⑥ 電車

51

 10（個）

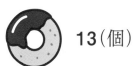 13（個）

 8（個）

52

①7 ②3
③63 ④30
⑤21 ⑥9
⑦60 ⑧2
⑨23 ⑩8
⑪11 ⑫9
⑬12 ⑭20
⑮64 ⑯6
⑰8 ⑱5
⑲18 ⑳24
㉑8 ㉒19

53

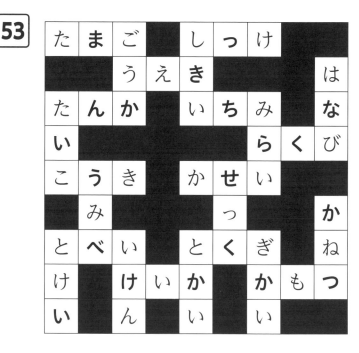

54

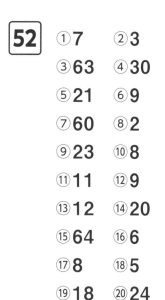

56

自	由	自	在
動			
車	間	距	離
			乳
弱	肉	強	食
清	廉	潔	白
涼			
感	慨	無	量
			産
天	下	一	品

空	前	絶	後
			継
親	類	縁	者
近			
感	情	移	入
急	転	直	下
			処
深	層	心	理
層			
水	月	鏡	花

57

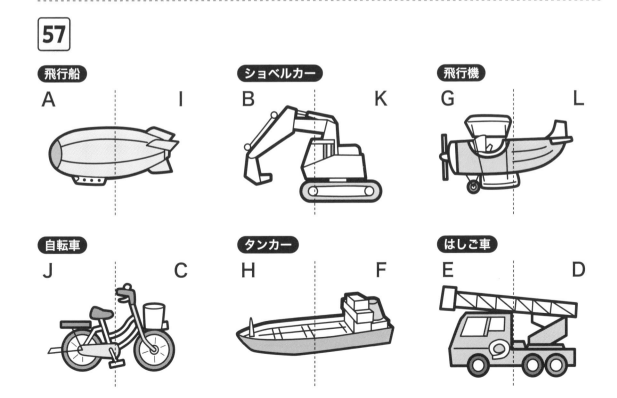

飛行船 A I
ショベルカー B K
飛行機 G L
自転車 J C
タンカー H F
はしご車 E D

58
① 後　② 平
③ 子　④ 金
⑤ 内　⑥ 前
⑦ 明　⑧ 土

59　6、26（順不同）

60

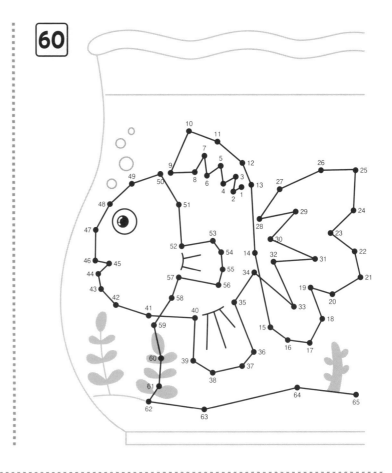

61

読み：① かど
　　　② なみだ
　　　③ さんもん
　　　④ こけ
　　　⑤ せんたく
　　　⑥ あくせん
書き：① 仕損
　　　② 初心、忘
　　　③ 仲、礼儀
　　　④ 極楽、地獄
　　　⑤ 三人、知恵

62

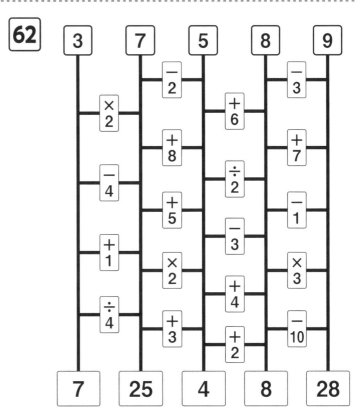

63

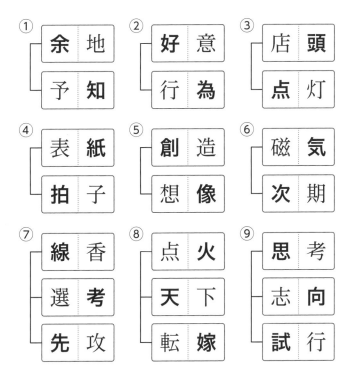

① 余 地 / 予 知
② 好 意 / 行 為
③ 店 頭 / 点 灯
④ 表 紙 / 拍 子
⑤ 創 造 / 想 像
⑥ 磁 気 / 次 期
⑦ 線 香 / 選 考 / 先 攻
⑧ 点 火 / 天 下 / 転 嫁
⑨ 思 考 / 志 向 / 試 行

64

① $3\ 5 + 4 = 3\ 9$
② $8\ 3 - 2 = 8\ 1$

①と②のカード
1 5 3
9 8

③ $8\ 1 + 5 = 8\ 6$
④ $3\ 8 - 2 = 3\ 6$

③と④のカード
2 6 8
1 3

⑤ $4\ 8 + 7 = 5\ 5$
⑥ $5\ 1 - 6 = 4\ 5$

⑤と⑥のカード
7 4 1
5 6

⑦ $6\ 4 + 6 = 7\ 0$
⑧ $2\ 1 - 9 = 1\ 2$

⑦と⑧のカード
2 7 1
0 4

65

① 平穏 ② 散歩
③ 昨今 ④ 円満
⑤ 談笑 ⑥ 有無

66 H

67 20

68

井	戸	端	会	議	■	懐	■
■	籍	■	計	■	■	石	畳
■	■	武	士	道	■	料	■
初	心	者	■	■	代	理	人
夢	■	修	学	旅	行	■	海
■	平	行	■	客	■	■	戦
正	常	■	空	輸	■	魔	術
■	心	情	■	送	■	球	■

69

④

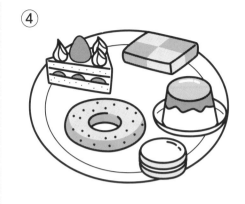

70

① 34　② 25　③ 5　④ 11　⑤ 18　⑥ 25　⑦ 3　⑧ 7　⑨ 60
⑩ 18　⑪ 6　⑫ 34　⑬ 5　⑭ 35　⑮ 31　⑯ 16　⑰ 29　⑱ 12
⑲ 5　⑳ 3　㉑ 4　㉒ 16

71

え	■	み	か	く	■	お	ん	し
ん	■	ま	■	せ	い	と	■	ろ
こ	ぶ	ん	■	ん	■	な	ま	み
■	ん	■	■	■	■	■	い	■
せ	か	い	■	う	■	し	ど	う
だ	■	ど	■	で	■	よ	■	■
い	■	う	き	わ	■	う	き	よ
■	■	■	ぼ	■	■	■	せ	■
■	こ	と	う	■	■	し	あ	ん

72

6の倍数：**12、42**
8の倍数：**40、64**
9の倍数：**45、99**

（それぞれ順不同）

73

②

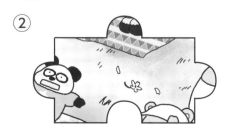

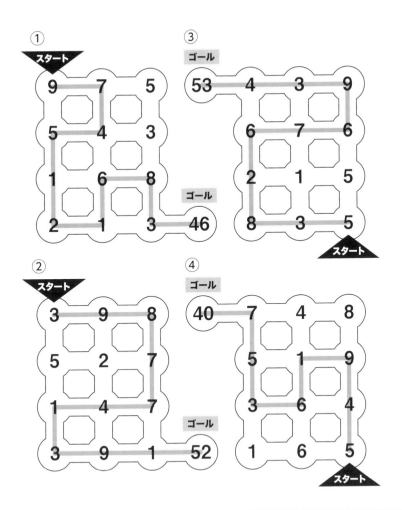

74

75

原	点	回	帰
生			
林	間	学	校
			長
料	理	教	室

日	進	月	歩
本			
語	学	研	修
			羅
株	式	相	場

文	武	両	道
			産
聖	人	君	子
火			
台	風	一	過

猪	突	猛	進
			化
空	理	空	論
元			
気	象	予	報

76 8、22（順不同）

77

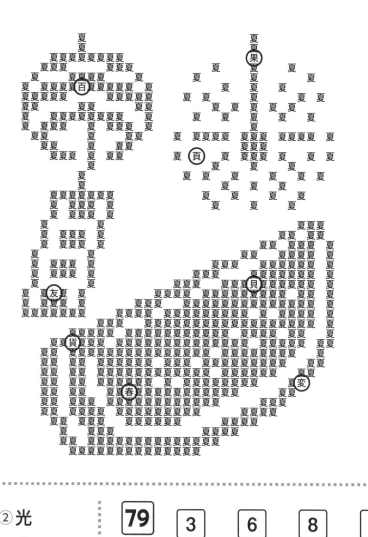

78

① 名　② 光
③ 木　④ 自
⑤ 長　⑥ 青
⑦ 色　⑧ 化

79

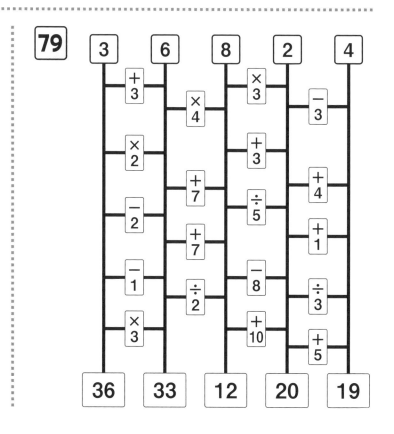

① ちいき　② しろ　③ とうちゃく　④ いっち
⑤ ういじん　⑥ ちんじょう　⑦ つづ　⑧ せいせき
⑨ しゅん　⑩ はいく　⑪ たび　⑫ かぞく

81

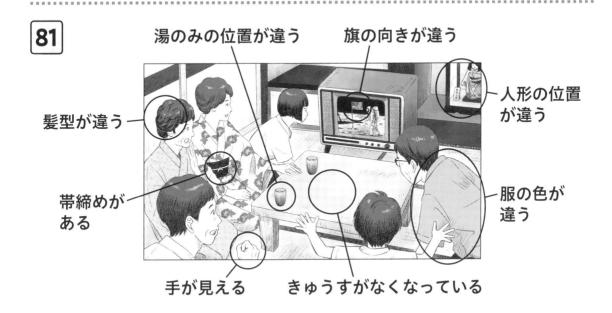

湯のみの位置が違う

旗の向きが違う

人形の位置が違う

髪型が違う

帯締めがある

服の色が違う

手が見える

きゅうすがなくなっている

82

① $53 + 6 = 59$

② $26 - 8 = 18$

①と②のカード
8 5 6
1 3

③ $37 + 4 = 41$

④ $95 - 7 = 88$

③と④のカード
3 7 9
5 4

⑤ $10 + 6 = 16$

⑥ $24 - 8 = 16$

⑤と⑥のカード
1 4 2
6 8

⑦ $71 + 8 = 79$

⑧ $52 - 9 = 43$

⑦と⑧のカード
5 4 1
7 3

83

① 定期 / 提起

② 紅葉 / 効用

③ 成功 / 精巧

④ 機関 / 器官

⑤ 改装 / 回想

⑥ 信仰 / 親交

⑦ 期限 / 機嫌 / 紀元

⑧ 勝者 / 商社 / 照射

⑨ 公園 / 講演 / 後援

84

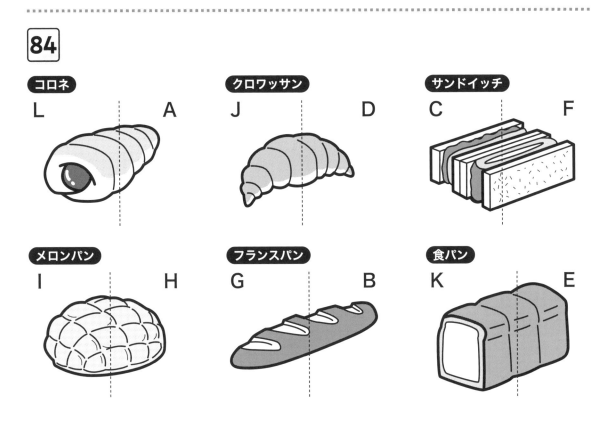

コロネ　L　A
クロワッサン　J　D
サンドイッチ　C　F
メロンパン　I　H
フランスパン　G　B
食パン　K　E

85 34

86
① 陽光　② 名言
③ 美術　④ 魅力
⑤ 風格　⑥ 予感

88
① 5　　② 4　　③ 4
④ 9　　⑤ 48　⑥ 7
⑦ 11　⑧ 15　⑨ 5
⑩ 18　⑪ 49　⑫ 5
⑬ 8　　⑭ 9　　⑮ 6
⑯ 39　⑰ 28
⑱ 17　⑲ 11
⑳ 18　㉑ 12　㉒ 9

87

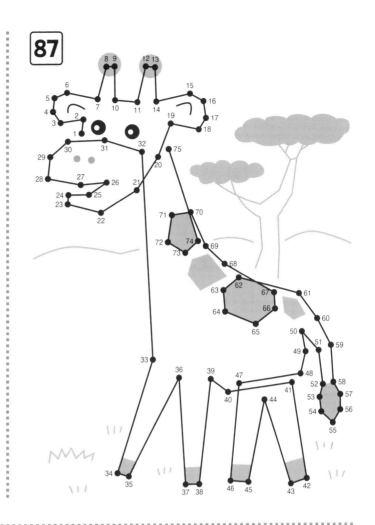

89
読み：① げきど
　　　② ぼく
　　　③ じそんしん
　　　④ わがはい
　　　⑤ かね
　　　⑥ まえがみ
書き：① 雪、暑
　　　② 岩、声
　　　③ 花、東
　　　④ 桜
　　　⑤ 停車場

90

 10（個）

 9（個）

 8（個）

学研脳トレ
川島隆太教授のらくらく脳体操
ひらめきパズル 90日

2023 年 7 月 18 日　　第 1 刷発行

監修者	川島隆太
発行人	土屋　徹
編集人	滝口勝弘
編集長	古川英二
発行所	株式会社Gakken
	〒141-8416　東京都品川区西五反田 2-11-8
印刷所	中央精版印刷株式会社

STAFF		
	編集制作	株式会社 エディット（砂田　功）
	本文DTP	株式会社 アクト
	校正	奎文館
	イラスト	角田正己（illustration Poo）　東裏栄美

この本に関する各種お問い合わせ先

● 本の内容については、下記サイトのお問い合わせフォームよりお願いします。
https://www.corp-gakken.co.jp/contact/
● 在庫については　Tel 03-6431-1250（販売部）
● 不良品（落丁・乱丁）については　Tel 0570-000577
学研業務センター
〒 354-0045　埼玉県入間郡三芳町上富 279-1
● 上記以外のお問い合わせは　Tel 0570-056-710（学研グループ総合案内）

学研グループの書籍・雑誌についての新刊情報・詳細情報は、下記をご覧ください。
学研出版サイト　https://hon.gakken.jp/